JN257660

今日を生きるいのちの言葉

見上げれば、必ずどこかに青空が

樋野興夫
順天堂大学医学部教授
がん哲学外来理事長

ビジネス社

はじめに

「がん」は国民の約半数が罹患し、三人に一人が何らかの「がん」により死亡しています。近年、国民病として認識されはじめましたが、いまだに「がん」は死に直結する怖い病気であるというイメージがあります。そのため、多くの人が「がん」と宣告されると混乱し、治療法などをきちんと選択をすることができない現状があります。

さらに、現在の医療は医療者中心で、依然として患者さんからの視点が不足しています。加えて、医療現場では患者の病状や治療の説明をすることに手一杯で、がん患者やその家族の精神的苦痛までを軽減させることができないのが現状なのです。

２００５年、私は日本で初めて「アスベスト・中皮腫外来」を開設し、早期発見・治療を目的とした検診体制の構築を行ってきました。外来で患者さんに接し、医療者と患者さんの「対話」の重要性を再認識することとなりました。

同時に、治ることが難しい患者さんが、心安らかに充足した日々を送り、穏やかな最期を迎えるために、医師や治療にかかわる者に何ができるかを私は考えるようになりました。そうして、自ら人生や死について考えるための支援、いわゆる「哲学的なアプローチ」が必要だとの思いに至りました。

がん患者は「がん」と共に生きていく上で、病気を治すことだけでなく、人とのつながりを感じ、尊厳を持って生きることを求めています。一般的ながん相談やセカンドオピニオン相談ではなく、対話型外来の「がん哲学外来」を自ら選択して訪れる患者がいることからも、その思いがわかります。

順天堂大学で、２００８年1月から3月の間の５日間、「がん」について患者さんたちと語り合い、相談にも乗る「がん哲学外来」を試行的に開設したところ、予約が殺到し、一人30分から1時間程度のわずかな面談時間にも関わらず、多くの患者さんやそのご家族が満足し、笑顔を取りもどして帰ってゆかれました。

つまり、医療者の立場からの知識提供だけではなく、「哲学的なアプローチ」を加え、さまざまな分野の人が垣根を越えた対話をすることで、「病気であっても、病人ではない」安心した人生を送ることができる社会の流れをつくることが期待されているのです。

現在は「がん哲学外来」が「対話の場」である「がん哲学外来・カフェ」という形でも広まり、全国約80か所で開設されメディアでも取り上げられるほど注目されるようになってきました（NNNドキュメント'14「がん哲学外来、それは言葉の処方箋」日本テレビ2014年10月5日放映、news every特集「がん哲学外来」日本テレビnews every2014年6月10日放映）。「がん哲学外来」のさらなる開設を求める声も寄せられています。

人生の意義に触れることのできる「がん哲学外来」の全国への拡充は、次世代の新たな学問である「がん教育学」「対話学」や患者の視点に立った「次世代の医療の場」の確立に繋がると私は考えています。「がん哲学外来市民学会」の開催や「がん哲学外来コーディネーター」養成を行い、「がん哲学外来」の質を担保するための仕組みづくりも行なっています。

樋野興夫
順天堂大学医学部病理・腫瘍学教授
一般社団法人がん哲学外来理事長

第2章 本当の生き方って何だろう

自分がわからなくなったとき――本当の自分の役割を見つけよう

第3章 沈黙を楽しめる家族との関係を

家族が他人に見えてきたとき —— 新たな家庭の築き方

第4章 誰もが和解を求めている

人とゆるし合いたいとき――知人、友人にどう寄り添うか

第1章

八方塞がりでも、天は開いている

人生に行き詰ったとき——新たな生き方を探すために

逆境のなかでも前を向いて生きる

Q 職を失くし家族ともぎくしゃくし始めた

N・Tさん　神奈川県　会社員　男性　54歳

昨年9月、会社の健診で胃がんが見つかりました。とり急ぎ、手術で腫瘍を取り除いたもののリンパ節への転移があったため、現在は抗がん剤による治療を続けています。がんを罹患したことを職場に伝えると、それまでの営業職から後方支援の管理部門に配転になりました。以前の上司や同僚たちは「体がよくなれば、また一緒に働こう」といってくれますが、態度がどこかよそよそしく感じられます。そのため何となく会社に居づらくなり、結局、昨年いっぱいで退職することになりました。

もっとも当然のこととして、これからも高額な治療費を支払いながら、日々の生活を続けていかなければなりません。退職前に再就職を支援してくれるといっていた学生時代の友人からは何の連絡もなく、失業保険が切れた後の収入のめどはまったく立っていません。自己都合で会社を辞めたため、退職金もそれほどの額ではありません。経済面での不安がのしかかっているからでしょうか。最近では妻や二人の娘との関係もぎくしゃくし始めたように感じます。

私自身は新しい仕事を見つけ、一から生活をやり直したいと願っています。しかし、現実は希望のない状況に疲れ果て、最近では外に出ることもおっくうに感じ始めている始末です。このままでは本物のうつ病になりそうな不安も感じています。この危機的な状況を脱出するためにはどうすればいいのでしょうか。

A 大切なのは笑顔で生きること

がんになると誰でも体力面のみならず精神的にも落ち込みます。

その落ち込みが、仕事や家庭、さらに友人関係にも連鎖的に波及していわば「八方塞がり」というべき状況に陥ってしまうことも少なくありません。N・Tさんの置かれている状況は、そうした典型例といえるでしょう。まず、事態がここまで悪化していった原因について考えてみましょう。

会社で長く働くと、誰しも「課長」「部長」あるいは「取締役」といった役職が与えられます。その役職の変化に連れて部下の数も増えてくる。もっとも、そうした役職は、社内での肩書きにすぎません。いってみれば、その人の社内での役割を物語る一種の看板のようなものといっていいでしょう。

しかし現実には多くの人たちが、その看板があたかも自分自身であるかのように錯覚して行動しています。私はこうした人たちを「看板かじり」と呼んでいます。親の経済力に頼っている人を「すねかじり」といいますが、肩書きに頼っているから「看板かじり」です。もちろん長年、同じ職場で働いていれば「看板かじり」になるのはやむを得ないことでもあるでしょう。

ところで、そうした人たちは、絶えず他の人たちと競争し、他の人たちと自分とを比較することによって自分自身を支え続けています。だから何かの原因で「看板」を外されると、途端に自分を見失い、元気を失くして落ち込んでしまいます。N・Tさんが気力を失くしたのも、営業の第一線から後方支援に回されて、それまで自分を支えていた看板がなくなったことが原因でしょう。

本当をいえば、閑職に回されても、給料がもらえるのだから、それでよしとして、悠々と生きていけばよかったのでしょう。周囲の反応も気にすることはありませんでした。仕事が変わっても自分は自分と、いい意味で開き直ればいいのです。もっとも競争原理の中で生きている看板かじりのサラリーマンに、そうした方向転換を求めるのは至難の業でしょう。N・Tさんが会社に居づらくなり、退職してしまったのも、やはり無理のない話といえるかもしれません。

ギクシャクの原因は自分自身にある

しかし問題はそこからです。がんになって落ち込むのは当たり前のことです。ただいつまでも落ち込み続けて、暗い表情を続けていては、周囲との関係も悪化するばかりでしょう。N・Tさんは家族との関係がぎくしゃくしているのは、経済面での不安に起因していると思っているようですが、果たしてそれだけが原因でしょうか。N・Tさんがいつまでも元気のない状態を続けていることに、奥さんや娘さんたちは歯がゆさを感じているのではないでしょうか。私にはむしろ、そちらのほうが大きく作用しているように思えます。

あるいは再就職の支援を頼んだ友人から連絡がないのもそのせいかもしれませ

ん。困っている人が途方に暮れた表情をしていると、どうしても人は声をかけづらくなるものです。いくら親しい友人でも、深刻な表情を見せられ続けては、一緒にいることが気づまりになるものです。その友人もN・Tさんが意気阻喪した状態を続けているので、連絡を取ることに二の足を踏んでいるのではないでしょうか。ともあれ現在の状態が続けば、ますます友人や知人とも疎遠になり、孤立を深めていくばかりでしょう。

流れに向かう強さを持つ

では、どうすればそうした状態から脱却できるのでしょう。私が主宰している「がん哲学外来」にも、同じように「八方塞がり」の状態に苦しんでいる人たちが数多く訪ねてこられます。私がそうした人たちに、私の自宅近辺の小さな川を泳いでいる鯉たちの生きざまについて話します。

当たり前のことですが川には流れがあります。その流れに従っていれば、楽なことは楽だけれど、自分の棲息の場を離れてしまうことになる。そのことがよくわかっているからでしょう。鯉たちは川の流れに逆らって泳ぎ続けているのです。そのたくましい泳ぎぶりを見るたびに、私は、「生きる」ことの厳しさ、難しさを実感します。そして自分が日々相対するがん患者さんにも、逆境にめげることなく生き続けるしたたかさ、しなやかさを持っていただきたいと願うのです。

がんを患うことによる環境変化は、生易しいものではないでしょう。しかし、そんな逆境のなかで前を向いて生き続けることで、人間には知らず知らずのうちに強さが身につき、いつしか逆境を逆境と思わないようになるのです。

あなたが変われば、周囲の人も変わる

具体的にはN・Tさんには笑顔で生きることを心がけていただきたい。最初は

無理につくった笑顔でもかまわない。それでも表情に笑みを浮かべていると、それだけで周囲の人たちとの関係が少しずつ良好なものに変わっていきます。そして、そうなると自然に笑えるようになる。するとN・Tさんの周囲には、また人が集まるようになるでしょう。

もちろん、その過程で家族との関係も変わっていくに違いありません。そこで奥さんとじっくり話し合い、それぞれの役割分担についても見なおしてみてはどうでしょう。その結果、一時的に奥さんに家計を担ってもらうことになってもいいのではないでしょうか。互いにかけがえのない存在だからこそ、助け合うことも必要でしょう。

暗雲が立ち込める八方塞がりの状態でも見上げれば必ず、どこかに青空がのぞいているものです。その青空を見つけるために、まずは心を強く、そして柔軟に保ちたいものです。

最初はつくった笑顔でかまわない。
いつか、自然に笑えるときがくる。
あなたの笑顔が人を呼ぶ。

愛しているなら心配するな

Q がんになって妻を愛しく感じ始めた

E・Hさん　埼玉県　会社員　男性　58歳

今年の8月、30年連れ添ってきた妻に大腸がんが見つかりました。発見時には、すでに肝臓に転移があり、手術もできない状態でした。そのため抗がん剤による化学治療を続けていますが、予断は許されません。そんな状況の中で、私自身の妻に対する気持ちが大きく変化し始めています。

率直にいって、これまでの私は夫としては失格者だったかもしれません。

結婚以来、いつも仕事最優先で、家庭を振り返ることもなければ、妻の存在を意識することもほとんどありませんでした。でも妻ががんを患い、余命もそう長くないかもしれないと思うと、急に愛おしさがこみ上げてきました。少々気恥ずかしいものいいかもしれませんが、今になって、ようやく自分が妻を深く愛していることに気づかされたのです。

その妻の命に限りがあることを思うと、頭の中が真っ白になり、何もやる気が起こらず、仕事も手につきません。妻がいなくなって一人で生きていくことを思うと虚しさばかりがこみ上げてきます。今こそ、妻のために何かしたい。これまで長年にわたって私につき従ってくれた妻へ、せめてもの恩返しがしたいのです。

しかし、現実の私はただ、呆然とその場に立ちすくんでいるような状態で、一歩も足を前に踏み出すことができないでいるのです。妻のためにも自分のためにも、この虚脱状態から脱出しなければなりません。でも、そのための気力が湧いてこないのです。自分を奮い立たせるにはどうすればいいのでしょうか。

A 残された者にも哀しみが残り続ける

がんという病気には、程度の差はあれ、必ず死の恐れがつきまといます。本人はもちろん、家族の人たちにも大切な人を失うことへの不安や恐怖が募っていくものです。そして、そうした感情は本人が亡くなった後も、それは深い哀しみとして残り続けます。じっさい、私が主宰している「がん哲学外来」にも長年、連れ添ったご主人、あるいは奥さんをがんで亡くした後、なかなか立ち直れないでいる人たちがよく訪ねて来られます。

そうした人たちのなかにはE・Hさんと同じように、喪失感に打ちのめされ、ただ呆然と流されるように日々を送っている方も少なくありません。最近になって、がんで亡くなられた患者さんの遺族に対するグリーフケア（大切な人を亡くし、深い哀しみ grief に打ちのめされている人をサポートすること）が重要視されていることからも、残された人たちが抱える心の問題の切実さ、深刻さを物語っているといえるでしょう。

Ｅ・Ｈさんの場合は、現在、奥さんが先の見えない闘病中で、ご自身も喪失の予感による哀しみや切なさが膨らみ続けているのでしょう。問題が現在進行形であるだけに状況はより切実です。Ｅ・Ｈさん自身がいっておられるように、ここはひとつ、奥さんのためにも、そして自分自身の今後のためにも、気力を奮い起こす必要があるでしょう。

もっと相手のことを考えていればよかった

では、そのためにはどうすればいいのでしょうか。Ｅ・Ｈさんのような人と相対したとき、私は必ず、すでに連れ合いを失くして苦しんでいる人たちについて話しています。そしてその人の夫婦関係についても言及します。

こういうと不思議に思われるかもしれませんが、奥さんやご主人をがんで亡くすことによる哀しみは、実は夫婦仲がしっくりといっていなかった人ほど長く続きます。

それは自分がもっとパートナーのことを考えていれば、その人ががんになることもなかった、あるいは、パートナーに尽くし切れなかった、という自責の念によるものでしょう。そして、そのことによる後悔ばかりが先に立つ結果、新たな人生に踏み出せない状態が長く続くことになるのです。

逆に精一杯、生前からパートナーのために尽くしていれば、たとえ、その人が亡くなったとしても、やるべきことはやったという達成感や充足感がもたらされます。そしてそれが現実的な力となって、喪失による哀しみを短期間で乗り越えることができるのです。その結果、一人になっても、それまでとは異なる新たな人生の一歩を力強く、踏み出すことができるのです。

そのことを考えると、E・Hさんが今、やるべきことは自ずから明らかでしょう。先のことは考えず、病いに苦しんでいる奥さんに全力で尽くすこと。それは言葉を替えれば、奥さんを精一杯愛するということです。そうすれば、万が一、奥さんを失うことになっても、その後に訪れる落ち込みの状態を短期間で乗り越えられる。もちろん、幸いにして、奥さんの状態がよくなった場合には、二人で新たな夫婦の関係を築いていくことができるでしょう。

最愛の人ががんに倒れても、その人を愛し続けてさえいれば、不安を感じる必要はありません。愛する心を持ち続けることで、人はどんな苦境からも立ち直ることができるものなのです。

まずは大切な人を確認する

もっともなかには、「愛する」「尽くす」という言葉が、漠然としていてよくわからないという人もいることでしょう。そんな人はこれまでの自らの暮らしを振り返ってみてはどうでしょうか。

人は誰でも周囲の物事や人に対して優先順位をつけているものです。愛し方や尽くし方がわからないという人は、例外なく、その優先順位のつけ方を間違っています。

これは私が「がん哲学外来」で必ず話すことですが、人は一人では生きていくことはできません。自分にとって不可欠な誰かに尽くし、その人を支え続けていく。そのことで人は自らの生を維持していくのです。そして、それはその人に与えられた本来の役割でもあります。

人間には誰しも、生まれながらに与えられている役割というものがあります。これはその人に与えられた「運命」といってもいいかもしれません。その運命に従うことで、人は健やかに生き、安らかに死んでいくことができるのです。

私たちの周囲には、多様で複雑な人間関係がありますが、そのなかでももっとも深くつながっているのが夫婦という関係です。つまり多くの場合は、夫は妻を、妻は夫を愛し、支えていくことこそがその人に与えられた役割で、また幸福な人生を送るうえでの大前提でもあるのです。

どうすれば笑顔になれるかを考えること

もっとも現実には、あまりに身近な存在であるためか、残念なことに、多くの人たちがそのことを失念しています。とくに男性の場合は、仕事や会社、上司との関係を優先順位の上位に置き、大切な奥さんのことは一顧だにしないという人が少なくありません。「会社人間」といわれる人たちは特にその傾向が強いものです。そして、そうした価値観の誤りが、結局はその人を不幸に導いているのです。

E・Hさんにはもう一度、胸に手を当てて自分にとって、もっとも大切な人は誰なのか、問い直していただきたい。すると自然と奥さんの笑顔が脳裏に浮かぶのではないでしょうか。そうすれば、「愛し方」や「尽くし方」も理解できているはずです。そう、奥さんが笑顔になれるように接してあげればいいのです。

もちろん、それはいつもべったり一緒にいることではありません。その人の存在を常に念頭に置いて考える、行動する。そうすれば自然と心は通い合う。そうしてその人を愛する心を持ち続けることで最悪の事態に陥っても、また新たな自分の役割を発見し、もう一度、人生を始め直すことができる。

奥さんががんになったことは、配偶者にとっても、とても辛いことです。しかし見方を変えると、それはその人が人生をリセットして、新たな生き方に向かうための絶好のチャンスでもあるのです。

人に尽くし、精一杯愛する。
大切な人を支えることが、
あなたを強くし、人生を豊かにする。

人生いばらの道でも宴会を

Q がんになった後、友人や恋人が去っていった

S・Iさん　神奈川県　会社員　女性　32歳

3か月前に定期検診で乳がんが見つかりました。病院で検査を受けるとステージ2との診断。これから手術を受け、さらに、その後に再発予防のための抗がん剤治療を受けることになっています。これからは再発の不安を抱えながら、治療と仕事を両立させる日々が待っています。なってしまったものは仕方がない。そう割り切ろうとするのですが、それがそ

う簡単にはいきません。がんという病いと向き合い続ける厳しさ、辛さを考えると、どうしても気が滅入ってしまうのです。

恋人や友人と一緒にいても、楽しい気持ちになれず、逆にこの人たちは元気なのになぜ、自分だけがこんな思いをしなくてはならないのかと、不条理を感じてしまいます。その結果、苛立ちが募り、自分を気遣ってくれる周囲の人たちにやつあたりをすることもしばしばです。

そのせいでしょうか。最近では、友人たちは私を敬遠し始め、結婚を約束していた恋人とも疎遠になってしまいました。周囲の人たちと仲よくして、前向きに生きなくてはならないと頭ではわかっているし、じっさいにそうしたいと願っています。でも、そのためには自分が変わらなければなりません。その第一歩が踏み出せないでいるのです。

どうすれば以前のようにハッピーな気持ちで毎日を生きられるのでしょうか。

A 思いつめても、がんという現実は変わらない

これから自分の人生はどうなるのだろうか。治療はうまくいくのだろうか。そもそも、どうして自分だけががんになってしまったのだろうか――。

当たり前のことですが、がん患者さんは皆、さまざまな悩みや葛藤を抱えています。

もっとも、じっさいには、本当の意味で、そうした悩みや葛藤は解決されることはありません。患者さんがどんなに思いつめてもがんを患っている現実は変わらないのですから――。

にもかかわらず自問自答を繰り返し、自分を追いつめ続けていく。そして、その結果、人に心を開けなくなり、周囲の人たちとの関係を気まずくし、ますます苦境に陥っていく。いってみれば自分で自分を追い込み続けているのです。S・

Iさんのケースもそうしたがん患者さんが陥りやすい自縄自縛の一例といえるでしょう。この苦境を打開するには、解決を求めようとはしないこと。そして日々の暮らしのなかに、どんなささやかなことでもいいから、JOYFUL（歓び）を見つけることです。

旧約聖書には、「毎日が宴会」という記述が見られます。私はその言葉を基にがん患者さんに「いばらの人生でも宴会を楽しみましょう」と話しています。

ここでいう「宴会」とは、生きていることに歓びを感じられるひとときのことを指しています。そうした歓びを持つことで、心には余裕が生じます。その結果、それまではその人の心のなかで、多くの部分を占めていた病気や治療についての悩みや葛藤が小さくなり、前向きに日々の暮らしに向き合えるようになる。

つまり、がんを患ったという問題は解決されないものの、それに付随した悩みは解消される。それこそががん哲学の目指しているところです。

まず何かに興味を持ってみる

もっともなかには、頭では前向きになろうと思っていても、いざ現実に向き合うと、とてもそんな気持ちになれないという人もいるでしょう。質問を見ると、S・Iさんもそうした一人とお見受けします。

私は、そんな人に対して、いつも二つのことをアドバイスしています。

まずひとつは今一度、自分自身の日々の暮らしを見直してみることです。そのなかには、必ず、それまで気づかなかった歓びの芽が潜んでいるからです。これはがん患者さんに限りませんが、実は私たちの日常には、さまざまな歓びで満ちあふれているのです。

たとえば会社員であるS・Iさんの場合でいえば、毎日の出勤の途中に通る公園の脇に小さなきれいな花が咲いているかもしれない。その花を愛でてみてはどうでしょう。また同じ時間に駅で顔を合わせる人との笑顔のやりとりを楽しく感じることもできるかもしれない。

最初はつまらないことと思うかもしれません。でも続けているうちに、そのつまらないことが少しずつ歓びに変わっていくのです。

要はどんな小さなことでもいいから、何かに興味を持ってみること。そこから歓びの芽がどんどん膨らんでいく。それが心の余裕につながり、忘れていた笑顔を取り戻させてくれるのです。そうして笑顔が戻れば、恋人や友人も以前のようにS・Iさんの周りに戻ってきてくれることでしょう。

人と交わり自分の役割を見つける

もうひとつのアドバイスは、積極的に外に出ていくということです。

S・Iさんの場合もそうですが、がん患者さんのなかには、気持ちが滅入ってしまう結果、休日でも自宅に閉じこもってしまう方が少なくありません。しかし、それではふさぎの虫が幅を利かせるばかりです。

逆に気持ちが滅入っているからこそ、積極的に外に出て、従来の知人、友人も含めて多くの人たちと接して、「宴会」の時間を持つようにすることです。

がん患者さんなら「患者会」に顔を出して、自分と同じように落ち込んでいる人たちと接するのも効果的でしょう。一般的には落ち込んでいる者同士が一緒になっても、マイナス効果しか生じないと思われがちです。しかし、じっさいのところは違います。困っている者は互いに自分が相手を支えなくてはと考えます。それが励みになって、それぞれが元気になっていくのです。学校の数学の授業でもマイナスを掛け合わせると、プラスになると教えられたのではありませんか。

それに、こうして人と接することには、もうひとつ、とても大きな意味が潜んでいます。それはそうした人との出会いのなかに、自分の本来の役割を理解できる可能性が潜んでいるということです。

その時々を精一杯生きていく

これはがん哲学外来で必ず話すことですが、人間には誰しも生まれ持って与えられた「本来の役割」があります。それは自分以外の誰かを支え、ともに生きるということです。積極的に外に出て多くの人たちと交友を広げることで、その対象となる人と巡り合うことも十分に考えられる。そうして自分の役割が見つかると、人生は劇的に変化します。「いつまでの命かはわからないが、今日は花に水をやる」という心境に到達できることでしょう。そのためにも日々の暮らしに「宴会」の時間を持つようにしたいものです。

私が主宰している「がん哲学外来」も、そうした「宴会」のひとつといえるかもしれません。私との対話によって思いのたけを吐きだした患者さんは、皆さん笑顔で帰ります。それは心を解放することで得られた歓びの表情に他なりません。

ささやかでいい、
暮らしのなかで見つかる歓びが
思い悩む心を軽くする。

目下の急務がわかれば不安はなくなる

Q がんになって人生にもやがかかった

A・Yさん　東京都　会社役員　男性　61歳

1年前に検診で胆のうに異常が見つかり、精密検査でがんが発見されました。進行度はステージ2。幸い、今のところ他の部位への転移は見つからず、手術が適用されることになりました。がんが見つかってから、私もいろいろ情報を集め、胆のうがんが予後の良くないがんであることを知りました。当然のこととして、病気そのものや今後の治療についての不安が募ります。

担当の医師は胆のうがんでも早期に発見できれば治る時代だと話してくれ、妻も全力で応援するといってくれています。しかし、やはり不安は消えません。それには、この病気の予後の悪さに加え、仕事面で展望が持てないこともあります。また、すでに成人した二人の子どもとの関係も、私が仕事ばかりにかまけていたせいか、しっくりいっておらず、同じ家に暮らしながら、ほとんど会話もない状態が続いています。以前は、そのうちわかってくれると思い、自分から子どもたちに話しかけることもありませんでした。しかし、がんになってからは、何とか関係を修復したいと願うようにもなりました。もっとも現実には子どもたちはほとんど見舞いにも来ないありさまで、その面でも希望が持てません。

そんなもろもろのことを考えると、漠とした不安のなかで、いてもたってもいられない焦燥感にとらわれてしまいます。がんになったことで、これまでは穏やかだった自分の人生にもやがかかったようにも思えます。これからどう人生に向かい合えばいいのか、暗中模索の状態が続いています。

A 問題を解決できなくても解消はできる

がんという病気のやっかいさのひとつに、発病が体だけでなく心の側面にも深刻な影響をもたらすことがあげられます。その面ではがんは身体的な病気であると同時に、優れて「心の病気」といえるかもしれません。

がんになると、どんなに気丈な人でも再発の不安に心を苛まれます。しかし、その不安への向き合い方は人によって違っています。ざっくりとした数字で恐縮ですが、現実にはがんになった後の再発率は50パーセント前後。さらに再発した人の約半数が命を落としています。そうした数字をどう捉えるか、人によって対応は大きく違っているのです。

治癒する確率が半分もあるじゃないか、と前向きに考える人もいれば、逆に再発率の50パーセントという数値にばかり目を向けて、自分はもう治らないと悲観的に考える人もいます。もちろん前向きな人も、最初からそうであったわけではありません。多くの人たちはがんが見つかった後、3か月ほどは悲嘆にくれています。しかし時間経過とともに、がんを患った状況とうまく折り合いをつけ、自分を立て直しているのです。

前向きに人生を捉えられるのは二人に一人

面白いことに私の経験でいえば両者の比率はほぼ同程度のように思われます。つまりごく大ざっぱにいえば、がん患者さんの二人に一人は状況を前向きに捉えられるようになっており、残る一人は悲観的な心理状態からなかなか抜け出せないでいるということです。ちなみにものごとを合理的に考える欧米人の場合は、同じがんを患った場合でも、前者の比率はずっと高いと思われます。少し前に乳がんの発病リスクの高さから、アメリカ人のある女優が予防的に乳腺を切除したことが話題になりましたが、あのケースはそうした欧米人のものの見方を象徴しているといえるでしょう。

話が少々、横道にそれましたが、A・Yさんの場合は、自らが置かれた状況を悲観的に捉える典型例のひとつといえるでしょう。もちろん、私が主宰する「がん哲学外来」にも同じような不安、悩みを抱えた人たちが数多く訪れます。

そうした人たちの多くに共通しているのは、さまざまな不安を口にするのですが、実はその不安の実体が明確ではないことです。がんになったことからそれまでは表に出てくることがなかったさまざまな漠然とした不安が頭をもたげ、互いに錯綜している状態といえばいいでしょう。A・Yさんがいっているように心のなかに深いもやがかかったような状態が現出しているわけです。そして、そのつかみどころのなさが、患者さんの気持ちをいっそう滅入らせているのです。

誰にでも訪れる悲嘆の時期にできること

では、そんなもやもやした不安から抜け出すにはどうすればいいのでしょうか。

ここで私がＡ・Ｙさんに贈りたいのが、幕末の偉人、勝海舟の言葉です。彼は悩みを持つ部下や後輩に対して「全力を尽くして、心の中でそっと悩めばいい。後はなるようになるのだから」と諭しています。その言葉は、そのまま多くのがん患者さんにもあてはまります。

そのことについて、もう少し具体的にみていきましょう。

Ａ・Ｙさんの不安や恐れの根っこにあるのは、がんを患ったという現実です。残念ながら、その現実はどう対処しても変更することができません。つまりこの問題は解決が不可能ということです。しかし解決はできないとしても、その問題を解消することは可能です。

切実な悩みを抱えている人に「心配するな」というのは土台、無理な話です。がん患者さんの場合も、がんになったことによって、さまざまな不安が頭をもたげるのは当たり前で仕方のないことです。しかし、その不安を最小限に押しとどめることはできる。そのために「自分がなすべき目下の急務に全力を傾けよ」と勝海舟はいっているのです。

まずは自らの足元を見つめ直す

では、A・Yさんにとっての目下の急務とは何なのでしょうか。

質問からA・Yさんは二人の子どもとの関係を憂慮していることがうかがえます。これまでA・Yさんがどんな人生を送ってきたかはわかりません。しかし、仕事にかまけて家庭を顧みることがなかったことは間違いないでしょう。その結果、子どもたちとの関係にも亀裂が生じているわけです。自分では気づいていないだけで奥さんとの間にもわだかまりのようなものがあるかもしれません。

と、すれば、そうした家族との関係を見直し、修復することから始めてみてはどうでしょうか。たとえば二人の子どもたちに自分から働きかけて、食事に誘ってみる。奥さんとこれまで二人でともに過ごした人生を振り返ってみる――。些細なことのように思われるかもしれません。しかし、実はそうした些細なことが、自分にとって本当に大切なことは何なのか、という気づきにつながっていくのです。そして、その気づきがA・Yさんの心を豊かにし、やがて今は暗澹たる思いにとらわれている人生に一筋の光明をもたらしてくれるのです。

そうして自らの内面が変わっていくと、がんという病気をも肯定的に受け止められることでしょう。ひょっとすると、そうして自分自身の大切なことについて気づきを得るためにがんになったと思えるようになるかもしれません。そうなればしめたもの。人生はそれまで以上に充実したものになることでしょう。そのためにも、まずは自らの足元を見つめ直していただきたいと思います。

家族との会話や食事……、
日々のささやかな営みが、心をほぐす。
本当に大切なことは、あなたの足元にある。

ひまを恐れず、ひまを楽しむ

Q がんと共存してこれからの余生を送りたい

M・Aさん　神奈川県　会社経営　男性　74歳

3か月ほど前に胸にかすかな痛みを感じ、病院で検査を受けると、初期段階の肺がんであることがわかりました。医師は今の段階なら、手術をすれば完治も可能といってくれます。しかし70代半ばという年齢を考えると、体に負担の大きい治療を受ける気にはなれません。それよりもがんが見つかったことを契機に、家業の会社経営を息子に任せ、自分はがんと共存しながら、ゆったりと生きていきたいと思っています。

しかし、そうなると今度はまた別の悩みが出てきます。それは仕事を辞めた後、何に生きがいを見出せばいいのか、ということです。

私はこれまで仕事一筋で生きてきたせいか、親しい友人もおらず、これといった趣味もありません。また、旅行やボランティアなどの活動にも今ひとつ関心が持てません。これから何かを始めるのも、正直、おっくうに思います。夫婦で仲良くやっていきたいとは思ってはいるのですが、妻は生け花や書道、ヨガなどの習い事で日々、忙しく暮らしています。今さら、夫婦で仲良くというわけにもいかないでしょう。そんなことを考えると、私は自分一人でこれからの生き方を考えなければ、ならないようです。

医師によると私はまだ当分は元気にやっていくことができそうです。しかしその間、私は何を励みに生きていけばいいのでしょうか。残された人生を充実させるために、新たな指針をどこにもとめればいいのか悩んでいます。

A 生きがいは身近なところに

何年か前、東北で大震災が起こった直後、私は現地にボランティアに向かう人たちを自宅でもてなしたことがありました。メンバーのなかには日本人に混じって何人かのアメリカ人も含まれていました。その壮行会で日米両国のボランティアの人たちと接して、私が感じたのは、どうして日本人はこんなにも真面目なのだろう、ということでした。

同じボランティアでも、日本人の場合は真剣そのもので、その表情には悲壮感さえ漂っていたものでした。一方、アメリカ人はというと、何の屈託も感じていないようで、素直にそして陽気にパーティを楽しんでいました。ボランティアで被災地を訪ねるといっても、まるで郊外にハイキングに行くかのような明るさを発散させていた。

皮肉なのは、そうして真剣そのものだった日本人ボランティアよりも、アメリカ人ボランティアのほうが被災者の役に立ったようだったことです。日本人のボランティアの多くが数日で被災地を後にしたのに対し、アメリカ人のほうは1週間以上も、現地で活動を続けていたというのです。

これは何を意味しているのでしょうか――。私見ですが、日本人は人の役に立たなければという使命感が強く精神的に疲れてしまう。一方、アメリカ人はボランティアを通して自分が楽しむことを考える。そうしたボランティアに対する向き合い方の違いが、現地での活動期間に反映しているのではないでしょうか。

真面目すぎる日本人

のっけからこんな話をしたのは他でもありません。これはがん患者さんに限りませんが、日本人の心のありようについて理解していただきたいと思ったことによるものです。

一般的に日本人はものごとを真面目につきつめて考え、何をする場合でも、そこに何がしかの意義を見出そうとします。そして何をする場合でも、「かくあらねばならない」と考え、その理想を実現するために忙しく活動を続けます。

もちろんそれは日本人の美徳のひとつです。しかし、時にはそれがマイナス作用をもたらすこともあるのです。私には質問のケースもそんな一例のように思えてなりません。

質問者のM・Aさんは、これまで仕事一筋に生き、そのなかで充実感や達成感を味わってこられたことでしょう。そしてがんが見つかった今、それまでとは異なる、ゆったりとした生き方を楽しみたいといわれます。ところが実はM・Aさんはそこに、それまでと同じ生きがいを見出そうとしているのではないでしょうか。仕事を離れた後も、意義深い活動に取り組んで、残りの人生を充実させたいと願っておられるわけです。もう少しつきつめていうと、仕事を辞めてからも仕事と同じような価値を持つ何かを始めたいと思っておられるのです。

本当に価値のあることはその人の足元にある

しかし、私にいわせるとそれは考え違いというものです。

Ｍ・Ａさんは自らの生活を以前にもまして充実させたいと願い、そのための何かを求めておられます。言葉を替えると自らの人生に期待しておられるのではないでしょうか。しかし本当に価値のあることは期待して得られるものではありません。実はそれは日々の暮らしのなかで、当たり前のこととして私たちの足元に存在しています。そして、それはふとした機会にその価値の大きさに気づかされるものなのです。

具体的にいうと、家族や友人との気のおけない対話、自宅周辺の季節の移り変わり……。あまりに当たり前過ぎて、多くの人はそこに価値を見出すことができないでいるのです。そうした当たり前の暮らしの大切さを理解するには、ゆったりと時間を過ごすことも大切でしょう。日本人の多くは、ひまな時間に何もせず、ゆったりと過ごすことをまるで罪悪のように考えがちです。しかし、実はそうした暮らしのなかでこそ価値のある事柄を見つけることができるのです。

書物を通して自分の世界を広げる

私が主宰する「がん哲学外来」にも、M・Aさんのように生きがいを見つけたいという人が訪ねて来られることが少なくありません。そんなとき、私はまず、ご家族、とくに配偶者との関係を見直してみてはどうですかと話します。

人間には誰しも、かけがえのない大切な人が存在します。その人とともに生きることで人生が実りあるものになる。多くの場合はもっとも身近な存在である配偶者がそれにあたります。M・Aさんの場合もおそらくそうでしょう。もっとも

M・Aさんの場合は、すぐには奥さんとの関係を修復することは難しいかもしれません。そこで提案したいのが読書という出会いの場を広げていくことです。

私はどんな人でも人生には、大切な三つの出会いがあると思っています。ひとつはよき師との出会い、よき友との出会い、そして、もうひとつがよき書物との出会いです。残念ながら、よき師やよき友は容易には巡り合えません。しかし、よき書物はそれらに比べると簡単に見つけることが可能です。

M・Aさんには、ひまを恐れずよき書物に接して、想像力の翼を伸ばして、自分の世界を広げていただきたい。そうすることで、心が豊かになり、ものごとへの見方、かかわり方も変わっていくことでしょう。そうなると自然と奥さんとの関係も変わっていく――。性急に生きがいを見つけようとはせず、ゆったり自分の時間を楽しむことで本当の生きがいが見つけられるかもしれません。

大切なことは遠いところにはありません。ひまな時間を慈しみ、本当に価値のあることを見つけて残された人生を豊穣なものにしていただきたいと願います。

何もない時間――。
ゆったりと自分だけの時間を楽しむ。
静かな暮らしから、
生きがいも見つかる。

第2章

本当の生き方って何だろう

自分がわからなくなったとき——本当の自分の役割を見つけよう

刺激を求めるより、本来の生き方を見つける

Q 健康的な暮らしにストレスが

T・Iさん　千葉県　会社員　男性　42歳

1年前に会社の定期健診で、まだ40代はじめという若さにもかかわらず、肺がんが見つかりました。幸い症状は軽度で、胸腔鏡《きょうくうきょう》手術でがんを除去することができ、現在は体調もすっかり回復。以前と同じように仕事に励んでいます。

とはいえ、健診の後で担当医から「がん」と告げられたときのショックは今も忘れることができません。それで再発を未然に防ぐために、医師のアドバイスに

従って生活を見直しました。それまでは週に2回は痛飲し、週末になると徹夜マージャンも珍しくありませんでした。しかし、がんを患ってからは、喫煙、飲酒をきっぱりと辞め、週に3回は会社帰りにスポーツジムに通う模範生のような暮らしわ続けています。

そんな毎日に不満があるわけではありません。ただ時折、思い切り羽目を外してスカッとしたいという衝動が湧き上がってくるのも事実です。

健康で長生きするためには我慢、我慢と自分に言い聞かせていますが、心のどこかにわだかまりのようなものが膨らんでいるような気もします。そうして無理を続けていると、逆に健康によくないのではないかと考えることもあります。無理なく自然に生きられればと思っているのですが、じっさいにどうすればいいのか、となると、なかなか答えが見つかりません。自分にあった人生を見つけるにはどうすればいいのでしょうか。

A　無理せず自然に心身を慣らしていく

「刺激がなくて日々の暮らしがつまらない」「聖人君子のような生き方が性に合わない」

私が主宰する「がん哲学外来」にも、同じような悩みや迷いを抱えたがん患者さんが数多く訪ねて来られます。そのなかにはT・Iさんのように大酒を飲み、徹夜麻雀も辞さないなど刺激的な生活を続けていた人も少なくありません。

T・Iさんもそうでしょうが、そうした人たちの多くは、日々の仕事のなかで過度の緊張を強いられています。その緊張を喫煙や飲酒、ギャンブルで発散させているのです。つまり、羽目を外すことによって心身のバランスを整えていたわけです。

それが生活を見直すことで発散の場がなくなり、そのために心の状態が不安定になっているということでしょう。スポーツジムに通い始めたのは、ストレス発散を考えてのことでしょうが、それで体はスッキリしても、心のストレスまではなかなか発散できないのかもしれません。

おそらくT・Iさんは、以前の野放図とも思える暮らし方を長期間、続けてこられたのでしょう。そのために飲酒や喫煙、夜遊びがT・Iさんの生活にしっかりと根を下ろしてしまっているのではないでしょうか。そうなると、一気に生活を変えようというのは、なかなか難しいかもしれません。

何をする場合でもそうですが無理は禁物です。喫煙は百害あって一利なしなので厳禁ですが、たまには友人と軽くお酒を嗜む機会をつくってみてもいいでしょう。そうして無理をせず、徐々に心身を新たな暮らしになじませていけばいいのではないでしょうか。そうしているうちに、自然に自分自身のなかで新たな「気づき」が起こり、羽目を外したいという衝動も雲散霧消していくことでしょう。

自分の本来の生き方について考える

ただ、そのためにはひとつだけ条件があります。

それは自分自身の本来の生き方について考えるということです。がん予防云々とは関係なく、これは誰にとっても人生を考えるうえでのもっとも重要な指針となることです。自分は何のために生かされているのか、その目的を果たすにはどうすればいいのか。時間のあるときに一度、じっくりと考えていただきたいと思います。その人生の指針がはっきりすれば、羽目を外せないことによる心のもやもやなど、たちどころに解消されていくでしょう。

ちょっと見方を変えて考えてみましょう。

T・Iさんは以前のように羽目を外す機会がなくなったために、もやもやがたまっているといわれます。では、そもそもなぜ、もやもやしたわだかまりが生じるのでしょうか。それは、その暮らしが、本当の意味で満たされたものではないことを意味しています。もう少しわかりやすくいうと、T・Iさんの人生には、他の何よりも大切な「やりがい」や「生きがい」が欠落しているのです。

そのやりがいや生きがいを獲得するためにも、私はT・Iさんに今一度、自らの本来の生き方について、考えていただきたいと思っているのです。

人生の究極の目的とは？

T・Iさんと同じようながん患者さんが訪ねて来られたとき、私は必ず「あなたの本来の役割はどんなことでしょう」と、おたずねします。そういうと、ほとんどの人たちは一瞬、驚かれたような表情を示します。しかし、その後ですぐに大真面目にそのことを考え始めます。

もっともなかなか答えは出ません。無理もないでしょう。ほとんどの人たちは自分にあらかじめ決められた役割があることなど、考えたこともないからです。

しかし、実はすべての人は何がしかの役割を背負っています。役割という言葉がわかりにくければ、使命といってもいいでしょう。その使命を果たすことこそが、すべての人にとって、人生の究極の目的でもあるのです。そして、そこにこそ本当の生きがいややりがいが存在しています。

人生は「水に浮かぶ小舟」のようなもの

当然のことですが、その役割は人によって違っています。具体的にいうと家族を支えることがその人の役割である場合もあれば、もっと大きな社会的な使命を担っているケースもあります。

いずれにしても、自らの役割に気づき、それをまっとうしたいと考えるようになれば、そこには何物にも代えがたいやりがい、生きがいが生じます。私はそうして自らの役割を積極的に担っていこうとする生き方を「勇ましく高尚な生き方」と呼んでいます。そして、それこそがすべての人にとって本来の生き方であるのです。それは充実感と達成感に満ちた生き方です。

そうした本来の生き方を発見するには、心を大きく解放し、積極的に外に出て多くの人たちと接する必要があるでしょう。また、書物を介してさまざまな人たちの生き方、ものの見方を理解することも大切です。

そうして直接的、間接的に多くの人と接しているうちに、ある日、突然に気づきが起こってきます。その気づきによって人は変わっていく。私たちの人生はいってみれば「水に浮かぶ小舟」のようなもの。周りの水の変化によって、突然、大きく変わっていくものなのです。

T・Iさんの場合も、自分の生き方を真摯に考え続けることで、新たな人生の局面が訪れることでしょう。そして、そのときには飲酒や夜遊びによる刺激がどれほどのものでもないことに気づかれることでしょう。

あなたの人生は、水に浮かぶ小さな船。
波に揺られ、流れに導かれる小舟。
持って生まれた使命は、いつか見つかる。

がんになっても与える歓びはある

Q 夫の行く末が不安で仕方ない

M・Hさん　埼玉県　主婦　女性　62歳

1年前に大腸がんが見つかり、手術で患部を摘出、抗がん剤で再発予防治療を行いました。しかし1か月ほど前に腰が痛むので検査を受けたところ、骨や腹膜、さらに肺にまでがんが転移していることが判明しました。担当医ははっきりと口には出しませんが、どうやら余命はそう長くはなさそうです。よく持って1年というところでしょうか。

そんな状況を知って、最初は私自身も落ち込みました。
「何で私が」と怒りを覚え、うろたえもしました。しかし、今はそうした苦しい状況を乗り越え、残された日々を精一杯生きればそれでいいと考えられるようになりました。

ただ気がかりなのは夫です。

会社では、やり手で通っているようですが、じっさいは仕事以外のことは何にもできず、家庭では私に頼り切っているありさまです。そんなこともあるのでしょう。私のがん再発に私が気の毒に思うほど落ち込んでしまいました。私がいなくなった後のことについて話そうとすると「そんな話は聞きたくない」と、黙り込み、一切、耳を貸すことはありません。

私は自分が他界した後も夫には元気にやってもらいたい。でも、その前に夫に立ち直ってもらわないと、私自身も健やかには旅立てません。どうすれば夫が心を開いてくれるのでしょうか。

A 自分を捨てたところに歓びがある

質問を見ると、M・Hさんはすでに自らの気持ちを整理し終え、ある種、達観した状態におられるように思われます。そして、その結果、病気に苦しむ自分自身よりも、残されるご主人のことばかりを気遣っておられるわけです。

でも本当にそうでしょうか。

M・Hさんのご主人を気遣う優しさや思いやりを疑っているわけではありません。私が問い直したいのは、M・Hさんは本当に気持ちの整理を終えられているのだろうか、ということです。こんなことをいうと、反発を買うかもしれません。しかし私にはまだM・Hさんは自らが明鏡止水の心持ちにいたる途上におられるような気がするのです。

自己中心的な考え方から脱却する

人は誰でも病を得、死を意識すると、恐れや哀しみにとらわれます。これは当然のことでしょう。

そうした状態のなかで世を去っていく人も少なくありません。しかし、なかには、恐れや哀しみといったネガティブな感情を乗り越えて、静かでたおやかな境地に至る人もいます。その段階に至ると心から一切のエゴが消滅し、ただ自然に生きられるようになっていく。そして、その結果、周囲の人たちを力づけ、勇気づけられるようになるのです。

質問を一見すると、M・Hさんはご自分のことはさておいて、ご主人のことばかりを考えておられるように思われます。しかし私にはそこに、ご主人にこうあってほしい、というM・Hさん自身の願望が見え隠れしているようにも思えるのです。つまり、まだ自分を中心にものごとを考えておられるのです。

あるいは逆説的なもののいいのように思われるかもしれません。

しかし、そうした自分自身の願望が消え去ったときにM・Hさんは本当の意味で心の平安を獲得されるのではないでしょうか。そして、そのときにこそご主人に生きる力を与えることもできるのではないかと思っているのです。現在はそこに至る、途上におられるように私には思われます。

考えすぎず、今を楽しむ

ではM・Hさんは、ご主人を力づけるためにどう生きればいいのでしょうか。言葉を替えれば、どうすれば淀みのない平らな心持ちになることができるのでしょうか。

そのために大切なのはいい意味で自分を捨てる、ということでしょう。M・H

さんの場合でいえば考えすぎないこと。もう少し具体的にいうと、自分がいなくなった後のことまで考えるのをやめるということです。

先々、ご主人がどう生きていくのか、とＭ・Ｈさんが心配されるのはよくわかります。しかし、人間はそんなに弱いものではありません。ある期間は落ち込み、悲しみの底に沈んでいても、時間が経てば自然に立ち上がり、現実に向き合っていくものです。そのことを考えると、今、Ｍ・Ｈさんに求められるのはご主人を心配することよりも、むしろ信じることでしょう。

それに何より、質問にあるように自らの死後のことばかりを話していては、ご主人も気が滅入ります。そのために落ち込みに拍車がかかるばかりではないでしょうか。

ご主人を元気づけるために大切なのは、それよりもともに「今を楽しむ」ということです。ともに時間を過ごし楽しむなかで、互いの心が再び通い合う。そうして互いの心が豊かになるなかで、ご主人にも新たな力が湧き上がってくることでしょう。

豊かな夕陽の光で人を包み込む

もちろん、そのために特別なことは必要ありません。当たり前の日常を淡々と過ごせばいいのです。

ただ、少しだけものの見方を変える必要はあるでしょう。

ご主人と一緒に当たり前の時間を過ごせることに感謝の気持ちを持てばいい。それだけで、いつもと変わらない当たり前の日常が、かけがえのない歓びのひときに変わっていくのです。そして、その歓びの時間を共に過ごすことによって、ご主人にも生きる力が湧き上がってくるのです。そしてそんなご主人を見て、M・Hさんはさらに大きな歓びを感じることができるでしょう。

ともにお茶を飲み、食事をし、どうということのない話をして笑い合う。そんな当たり前の時間を、感謝の気持ちを持って分かちあう。そんなふうに当たり前の日常をしっかりと生きることで、ご主人にも、そして自分自身にも新たな力がもたらされるようになるのです。

人の一生はよく一日の変化に例えられます。

人は誰でも、朝のさわやかな光に満ちた若い時代から、中年期を経て夕陽が沈んでいくように晩年を迎えます。その夕陽の時代にこそ豊かな光を保ち、周囲の人たちにその光をわけ与えたいものです。それこそが人の理想的な生き方であり、死に方といえるのではないでしょうか。

がんを患い自らの死を意識しておられるＭ・Ｈさんには、今こそ、豊かな光でご主人を優しく包み込んであげていただきたいと思います。そのことによってＭ・Ｈさんが放つ光もさらに豊かになっていくことでしょう。そのためにも、まずは先のことばかりに思いをとらわれることなく、ご主人とともに今を精一杯、楽しんでもらいたいと願います。

大切な人と日常の時間を分かちあう。
感謝の気持ちで分かちあう。
いつもと変わらぬ
当たり前の景色が生きる力に。

衣・食・住足りればそれでよし

Q がんになって長年の夢がついえてしまった

S・Yさん　東京都　主婦　女性　29歳

勤務先の病院の健診でステージ2の乳がんが見つかって2年。現在も術後のホルモン療法を続けています。

がんを患ってもっとも辛かったのは、以前から抱いていた夢をあきらめなくてはならなかったこと。私は結婚するまで、ある病院で看護師として働いており、そこで素晴らしい先輩に出会いました。途上国でボランティアとして働く夢を持っていた先輩で、その先輩の影響を受けて自分も同じように、途上国で困っている人たちの役に立ちたいと願うようになったのです。その夢は結婚後も変わることなく、今は小学校低学年の子どもがもう少し成長すれば、短期間でも海外青年協力隊に参加しようと考えていました。じっさい、そのためにコツコツと語学の勉強も続けてきたのです。

でも、自分ががんを患い、これからも治療を継続していかなければならないことを考えると、その夢を実現することは困難でしょう。

これまでは、その夢を糧に充実した毎日を送ってきました。

でも夢がついえた今は、心のなかにポッカリと空洞が生じたようで、日々の暮らしを楽しむこともできません。幸い術後の経過は順調です。でも、やはり心は満たされません。自分はいったい何のために生まれてきたのか、自分に問いかけてしまうこともしばしばです。どうすれば、この心の空洞を埋めることができるのでしょうか。

A 無理をせず、見栄を張らない生き方を

がんになると、当然のこととして日々の生活、行動にも制約が生じます。

乳がんは一般的にはきわめて予後のいいがんと考えられています。しかし、それでも手術後、最短でも5年間は治療を継続する必要があるでしょう。その間は、やはり体に負担をかけることは避けるべきだし、手術の影響などで、体の機能が低下することも考えられる。そうしたことを考えると、S・Yさんが夢をあきらめざるを得なくなるのも仕方のないことなのかもしれません。

もっとも、だからといってマイナス要因ばかりではありません。

実はがんを患うことは、自分自身の人生をじっくりと見直す機会でもあるのです。そして、その結果、それまでとは異なる本当の自分の生き方を発見することもできるのです。

Ｓ・Ｙさんも、ここでもう一度、自らの人生を見つめ直してみてはどうでしょうか。

周囲の評価にとらわれない

自分自身について考えるとき、程度の差はあれ、人は誰しも他の人たちの影響を受けているものです。もう少しわかりやすくいうと、他の人たちが考えている自分と、自身が捉えている自己像の間には、必ずギャップが存在します。そして多くの人は、そのギャップを埋めるために、自らを変えていこうと試みます。つまり周囲の評価に自分を合わせようとするわけです。

もっともそうして、周囲の目に合わせて自分をつくり上げることには、やはり無理があるでしょう。その結果、失望や挫折に辛酸をなめ、落ち込んでしまうことも少なくありません。

S・Yさんの場合にも、ひょっとすると同じことが当てはまるかもしれません。海外で困っている人を助けたいという気持ちはとても尊いものです。でも、それが自分の内側から湧き起ってきた本当の自分の願いなのか。それとも他の人に影響を受けて思い描いた、自分には不似合いな未来を自分の夢だと思い込んでしまってはいないか。

夢がついえてしまったと、嘆き落ち込む前に、まず、そこのところをしっかりと見きわめていただきたいと思うのです。

「隣りの芝は青い」という言葉もあるように、人間は誰しも、他の人たちがやっていることは、格好よく見えるものです。そうして隣人と自分を比較すると、誰でも自分がみすぼらしく思えます。その結果、自分自身を叱咤激励して表面的な生活のレベルアップを試みます。

しかし、そうして見栄を張り続けても、その人が満たされることはありません。逆にいたずらに消耗するばかりで心身ともに疲れてしまう。もちろん、いつまでたっても本当の自分を見つけることはできないでしょう。

　表面的な幸福ばかりを追い求めても、決して心が豊かになることはありません。逆に思わぬところで足元をすくわれ、不幸に見舞われることも少なくないでしょう。そうならないためには、何より、しっかりと自分の足元を見つめて生きる姿勢が求められるのです。

人間の本来の生き方はシンプルそのもの

　人間の本来の生き方とはもっとシンプルなものです。

　衣・食・住が足りればそれでよし、と、考えてみてはどうでしょう。おかしな欲を出すことなく、本当に生活に必要な最低限のこと以外は、何でも他の人に譲ってあげればいい。そうした無理のない生き方を続けていると、いつしか、自分自身の人生の方向性が浮かび上がってきます。そして、そこに本物の歓びを見つけることもできるのです。

これは物質的なことだけでなく、精神面にもあてはまります。

私はよく、「がん哲学外来」に訪れた人たちに「愛は買って出るな」と話しています。たとえば災害に遭遇し、悲惨な状況にある人を見ると、誰しも手を貸したいと思うものです。でも、その前にそれが心の底から湧き出た本物の感情なのか、それとも衝動的な情動なのか、きちんと見きわめる必要があるでしょう。

短絡的な衝動で動いても、決していい結果は得られません。そのことは東日本大震災の後に善意のボランティアとして、被災地を訪ねたものの、ただ右往左往するばかりだった人たちが、少なくなかったことでも証明されているでしょう。

それよりも大切なことは、日々の暮らしを通して交流している、自分の周囲の人たちをじっくりと観察することです。そうすれば、そこに自分を必要とする人がいることが自然に発見できるはずです。

大きく目を開いて自分の役割を見つける

前にお話ししたように人間には誰しも、何がしかの役割が与えられています。人を助け、支えることこそがその人の本来の役割です。幕末の偉人、勝海舟は「大きく目を開けば、大切なこと、大切な人は自然と見つかる」と語っています。この言葉にある大切なこと、というのは、その人に与えられた本来の役割と考えればいいでしょう。そうして、自分の果たすべき役割を見つけ、それをまっとうすることが、人生のなかでももっとも大きな喜びにつながっていくのです。

まずはシンプルで自然な暮らしのなかで、じっと周囲の人たちと交流し、その人たちをじっくり観察してください。そうすれば海外ボランティアの夢以上に歓びに満ちた、S・Yさん独自の生き方がきっと、見つかることでしょう。

立ち止まり、人生を見つめなおす。
あなたを必要としている人は、
きっとあなたのそばにいる。

あいまいなことは、あいまいに

Q 医師のがん告知で痛烈なショックを受けた

T・Yさん　京都府　主婦　女性　45歳

1年あまり前、それまでずっと元気だった70代の父親が肺がんを患いました。精密検査を受けるとすでに脳や骨の一部にも転移があり、症状は末期に達していると診断されました。

今は日本人の二人に一人ががんを患うという時代です。父親ががんになるのは仕方ないことでしょうし、私自身もそのことは納得しています。

しかし、やりきれなさを禁じ得なかったこともあります。

それは父を受け持った担当医の病状説明の席での対応です。その医師は自らの病気について、何も知らないでいる父親にすでにがんが末期に達していること、余命も長くて半年と何のためらいもなく申し渡したのです。

その医師にすれば、きちんと病状を伝えることで、残された日々を自分らしく生きてもらいたいと考えられたのかもしれません。しかし父親はそれほど気丈ではなく、それからすっかり落ち込み半年を待たずして他界しました。あのとき、担当医が何の配慮もなく現実を突きつけなければ、父親はもう少し長く、元気に生きられたように思われてなりません。

また私自身についても、父親と医師とのパイプ役をしっかり果たせなかったように思います。なぜ、その医師に「まず私に話を聞かせてください」といえなかったのか。そのことが今も悔やまれてなりません。

A 不明確な答えでも人は納得できる

質問にお答えする前に、ひとつのエピソードを紹介したいと思います。少し前に福島県在住の60代の女性がん患者さんが、私が主宰する「がん哲学外来」を訪ねてこられたことがありました。

その女性は自分ががんであることを忘れたかのように、「娘はもう帰ってこないのでしょうか」と他府県に避難した娘さんの話ばかりを繰り返します。娘さんは大震災の数か月後、福島から他府県に移り住み、その状態が続いているというのです。

もちろん、私に明確な答えが返せるわけもありません。ただ家を出て1年以上も経過しており、当分は娘さんが自宅に帰ってくることはないように思いました。でも、もちろん、そんなことは口には出せません。それで私は「娘さんのことは残念ですね。でも自分のやるべきことを精一杯やっていれば、必ず道は開けます」と慰めることしかできませんでした。でも、その女性はそんな私の頼りない対応に、十分に納得して帰っていかれたのです。

正確さより、思いやりと共感を

これは何を意味しているのでしょうか。実は彼女は私に明快な回答を期待していたわけではありませんでした。あいまいな現実は、あいまいなままで仕方ないと考えておられました。ただ自分の置かれている境遇や不安な気持ちを誰かに伝えたかった。そして、そんな自分に共感してもらいたかったのです。

質問のケースに限らずあの大震災以来、「あいまいなことはそのままでいい」とする考え方が広がっているように私には思えます。

大震災とそれにともなう原発事故の後、放射能リスクなどについて、さまざまな議論が交わされました。災害や原発事故に詳しい識者は確率を基にリスクの程度を述べ立てています。しかし、率直にいって正確なところはわからない。というのは、確率はあくまでも確率で、現実にそのリスクが自分に降りかかってくるかどうかは誰にもわからないからです。

早い話が確率の高さと確実性とは必ずしも重なり合うわけではないのです。確率という言葉はいわば科学用語です。もっとも私たちの暮らしはすべてが科学で割り切れるわけではありません。そのことを考えると、いたずらに確率を持ち込んで、一喜一憂することに大きな意味はないでしょう。

同じことはご質問にもあてはまるように思います。

現在のがん治療の現場では、ご家族の同席の有無は別にして、まず患者さんに正確な病状を伝えるのが医療スタッフの責務となっています。これは現在では当たり前になっている患者さんを最優先する考え方に基づいています。担当医は医師の当然の仕事として、確率をもとに父上の状況を報告したわけです。

しかし現実にT・Yさんの父上がどんな経過をたどるかはわからない。そのことを考えると医師の言葉には一人の人間としての共感や思いやりに欠けていたといわざるをえないでしょう。あいまいな事柄に対しては、あいまいな含みを持たせた表現が求められることもあるのです。

大切なのは今を生き切ること

これは現在のがん医療を考えるうえでもとても大切なことです。

がんという病気には科学をもとにした治療と、心の側面でのサポートの両方が求められます。しかし、残念ながら日本の医療の世界では、後者のほうは遅れた状態が続いています。もっとも、現実を考えると治療で手いっぱいの忙しい医師に心のサポートまで求めるのも酷な話かもしれません。

とはいえ、患者さんやご家族の状況を考えると、最低限の配慮は必要でしょう。

たとえば相手がショックを受けるかもしれない話をするときは別に時間を設ける、自分自身も遺憾の意を表明するといった態度が必要でしょう。じっさい欧米ではこうした場合、医師は必ずI am sorry（私も残念です）という言葉を口にします。

そのことを考えると医師には、人間学ともいうべき素養が求められるといえるでしょう。それが含みを持たせたいい意味でのあいまいさにつながっていくのです。最近では医療現場でもそのことが自覚され始めており、私のカフェを訪ねて「湧き水のようだ」と、そうした言葉の力について感想を述べられた医師も少なくありません。

自分の力を必要としている人がいる

最後にT・Yさん自身は、これからどのように生きていかれればいいのでしょうか。当然ながら、T・Yさんにはこれから長い人生が待っている。その人生を充実したものにするために、過去にとらわれないことをアドバイスしたいと思います。

たしかに父上のことは残念だった。

しかし、そのことにとらわれていては新たな人生の展望も開けません。それは他界された父上が望まれることでもないでしょう。それよりも父上のために、そして自分自身のために今、やるべきことに全力を傾けるべきでしょう。

T・Yさんは「こんな状態で何をすればいいのかわからない」といわれるかもしれません。しかし、周りを見渡せば、あなたの力を借りたいと思っている人が必ずいるはずです。人間にはいつ、どんな状態でも果たすべき役割があるのです。

T・Yさんには、その役割を見つけ、持てる力を存分に発揮していただきたい。そうして頑張っているうちに新たな展望が開けわだかまりも消え去っていることでしょう。そして、そのときにはきっと、T・Yさん自身もいい意味であいまいな態度を見せられる心の余裕を獲得しておられることでしょう。

結局、どうすればよかったのか……。
答えは誰にもわからない。
わからないことは、そのままでいい。

病によって人間力が高められる

Q がんになって自信を喪失した

M・Sさん　東京都　会社員　男性　56歳

自分でいうのもはばかられますが、私は、仕事は人一倍こなし、ゴルフ、テニス、トランペットと趣味もセミプロ級の実力でした。また性格的にも小さなことにこだわらず、いつも笑顔を絶やさずにいられると自負していました。そんな性格によるものでしょう。会社では同僚や部下たちからひんぱんに飲み会に誘われるなど、それなりに慕われていたように思います。

それが1年前にステージ2の大腸がんを患ってから自己評価が一変しました。がんの摘出手術は無事に終わったものの、仕事は閑職への移動を余儀なくされ、以前と同じように第一線で働くことができません。また体調がすぐれないため、趣味も思うように楽しめなくなりました。そうして自宅にいると頭をよぎるのは病気のことばかり。再発の不安で頭がいっぱいになり、落ち着いて本を読むこともできない状態です。

そんな暗い日々が続いているからでしょうか。何だか性格も変わってきたように思えてならないのです。以前は人にからかわれることがあってもサラリと受け流す余裕があったのですが、今は周囲の視線がとても気になります。会社にいても部下たちが何か話していると、陰口をいわれているような気がして落ち着きません。早い話が私はがんになったことで、自分という人間に対する自信をすっかり失ってしまったようなのです。自分への自信を取り戻すためにどうすればいいのでしょうか。

A 「病気」の優先順位を下げてみる

日本人男性、とくに会社で競争を続けてきたサラリーマンにはM・Sさんのようなタイプが少なくありません。仕事でも趣味でも、常に自分と他人を比較し続け、自分が優位にあることを確認することで自らを評価してきたタイプの人たちです。私が主宰する「がん哲学外来」にも、毎回のように同じようなタイプの人たちが訪ねて来られます。

私はそうした表面的な他人の評価に寄りかかって生きている人を「看板かじり」と呼んでいます。第1章でもお話ししたとおりです。もちろん自分が健康で、周囲との関係も良好な場合は、「看板かじり」の生き方でも何の問題もなくやっていくことができるでしょう。と、いうより看板の大きさに比例して、多くの人たちが寄り添ってくれることでしょう。

しかし、現実の人生は起伏に満ちています。

看板に頼った生き方にはいつか必ず限界が訪れます。病に倒れることもあれば、仕事が破綻をきたすこともある。また自分の周囲で何らかのトラブルが発生するようなこともあるでしょう。いずれにせよ、アクシデントに見舞われると、看板はあっけないほど簡単にはがれ落ち、周囲の人たちもその人から去っていくものです。M・Sさんの場合はそれががんの発症だったということでしょう。

人生の目標は品格の完成にあり

さて、そうして表面を装っていた看板がはがれ落ちると、その人は一人の素の人間に帰ります。ちょっと大げさにいうと「太古の時代」の裸の人間に戻ったといってもいいかもしれません。当然ながらもう看板に頼ることはできません。問題はそこから、どう、自分を立て直していくかということです。

もっとも見方を変えれば、これはその人が看板に頼ることのない、本当の自分を発見し、一人の人間として磨きをかける絶好の機会でもあります。私はM・Sさんのような人に出会うと必ず、「この機会に新たな人生に向かっていきませんか」と話しますが、それもそのことによるものです。

その新たな人生で何を目標として生きるのか。

もちろんそれは人によってさまざまでしょう。なかにはお金や名誉を人生の目標に掲げる人もいるでしょう。しかし私は人生の究極の目標は「品性の完成」にあると思っています。品性に磨きをかけ続けることで人は成長し、より大きな存在に変わっていくと考えているのです。

では、その品性とはどのように形づくられていくのでしょうか。生まれながらに「聖人」のような品格を備えた人もいるのかもしれません。しかし多くの場合は、人生の荒波にもまれることによって、少しずつ品性が磨かれていくものです。

そのことについて、もう少し具体的にみていきましょう。人生にはさまざまな苦難が訪れます。その苦難に耐えることで品性が芽生えてきます。苦しい状況のなかで怒らず、嘆かず、ただ耐え続けることで、その人のなかで強さや優しさ大きさが育っていく。そうして人間力が高まれば、どんなに厳しい状況のなかでも、その人の眼前には自然と希望が浮かび上がってきます。その結果、本当の意味でその人の人生は充実したものになるのです。

「災い転じて福となす」とはよくいったものです。がんという病気は、その人の人生を実りあるものにバージョンアップする絶好の機会でもあるわけです。

がんを契機に自分を変える

では、この機会を生かして自らの成長をはかるには具体的にどうすればいいのでしょうか。当然ながら、まず必要なのは価値観の転換ということです。

前にいった「看板かじり」の人たちに共通するのは、ものの見方が自己中心的であることです。人と自分を比較するのも、結局は自らの優位性を確認したいという願望に基づいています。そうして自分を中心にすべてのことを考える結果、落ち込みも生じるのです。

私はそうした人たちに「一度、自分を捨ててみてはどうですか」と、話しています。自分のためではなく人のことを考えて行動する。つまり自分本位から他人本意に視点をスライドさせてみるのです。そうして暮らしていると、そのうちに自分が変わったと思える瞬間が訪れます。そのときには誰もが持っているその人本来の役割を発見していきます。そしてその瞬間こそが、その人が人生をより高めていくための大きな分岐点となるのです。

「病気」よりももっと大切なこと

もちろん具体的に何をするかはその人しだい。ただ自分のやるべきことを見つけるには、積極的に外に出ていくべきでしょう。趣味の分野でもいいし、地域活動でもいい。興味のある催しなどに積極的に参加し人と協力しあうことで新たな世界が開けていくでしょう。これといった対象が持てなければ読書から始めてもいいでしょう。

M・Sさんの場合は幸いにして症状はさして重くないし、おまけに給料をもらいながら時間的な余裕も持てているようです。とすれば、その余裕を大いに活用して新たな生き方を発見することもできるでしょう。

再発が気になって心の余裕が持てないといわれるかもしれません。しかし、それも自己中心的なものの見方の表れではないでしょうか。しじゅう病気が気になるのは、心のなかで自分のことが大きな比重を占めているからでしょう。そこで思い切って病気の優先順位を下げてみてはどうでしょう。病気よりももっと大切なことがある。そう思うだけでM・Sさんの視野はずっと広がってくるはずです。

病気に心が占められるのは、
自分のことばかり考えているから。
自分を捨てると、
新しい人生も見つかる。

第3章

沈黙を楽しめる家族との関係を

家族が他人に見えてきたとき ——新たな家庭の築き方

困っている人には正論よりも配慮を優先

Q　がんになっても父親が仕事を休んでくれない

Ｋ・Ｋさん　神奈川県　会社員　女性　25歳

今年の11月で60歳になる父親に大腸がんが見つかりました。症状はステージ3でリンパ節への転移がありました。幸い、手術でがんはきれいに取り除かれ、今は通院による抗がん剤治療を続けながら、仕事に復帰しています。

ただ、抗がん剤の影響もあるのでしょうか、時折、激しい下痢や腹痛に襲われることもあります。それでも父は「定年まではきちんと勤めあげなくては」と、毎朝、出勤してます。察するところ、どうやら父親は会社の人たちはもちろん、学生時代からの親しい友人にも自分ががんになったことを伝えていないようなのです。そうして最期まで、自らの職務をまっとうしようとしているのです。

母は「あの人はあんな生き方しかできないから仕方ないのよ」と半ばあきらめたように話します。でも、私はそんな父親が心配で仕方ありません。

私と妹はすでに成人して社会人になっており、経済面では父に無理をしてもらう必要はありません。だから私は父親に会社を辞めて治療に専念してもらいたい。ことあるごとにそう話すのですが、父は一向に首を縦に振る気配がありません。

父が一人の人間として、筋を通そうとしていることは私にもわかります。でも、それも状況によりけりではないかと思うのです。会社の側からしても、すでに定年をまじかに控えた父が休んだからといって、それほど大きなダメージを蒙《こうむ》ることはないでしょう。私は父が大好きで、これからも長生きして欲しいと願っています。どうすれば、そんな私の思いを父に伝えることができるのでしょうか。

A 覚悟を決めれば後悔しない

最近では、少し状況が変わってきましたが、ひと昔前の日本人男性は、とにかく仕事優先、どんなに体調が悪くても会社に向かっていく人が大半を占めていたものでした。当然ながら、家庭のことなどは二の次という状況。いい意味でも悪い意味でも、それが日本人男性の生きざまだったのです。

大腸がんを患いながらも、最後まで仕事をまっとうしようとしているK・Kさんの父親は、そんな律儀で頑固な、かつての日本人男性の典型といえるかもしれません。もっとも、家族の立場からすれば、心配なことこのうえないでしょう。

とはいえ、それがよくないことかというと、必ずしもそうはいい切れません。と、いうのはこれまでに私が「がん哲学外来」で面談したがん患者さんのなかには、同じような状況に直面していた人が数多くいます。そのなかには、後になって自らの選択を悔やんでいる人が決して少なくないからです。

もちろん、あのときに仕事を中断して、あの治療をやっておけばよかったという人もいます。しかし、それとは逆に、治療に併行して仕事も続けていればよかったという人もいるのです。中途半端な形で仕事を辞めたことに自責の念のようなものを感じているのです。いずれにせよ、後悔先に立たず。そうして、その人はそれからも長く無念の思いにとらわれ続けます。

覚悟がないから後悔が残る

では、なぜ後悔が残るのか。

それはその選択の際にその人が、しっかりと覚悟を決めていないことによるものではないでしょうか。逆に、そのことについて自分でしっかりと考え抜き、結論を導き出して覚悟を決める。いってみれば不退転の姿勢でことに臨むようにする。そうすればどんな結果が出ても、後悔が残ることはないでしょう。質問を見る限りではK・Kさんの父上には、すでに、しっかりとした覚悟ができているように思われます。と、すれば、もしものことがあったとしても、父上自身がそのことに慙愧の念を感じることはないでしょう。

K・Kさんがお父さんを大切に思う気持ちももちろんわかります。しかし、お父さんにしっかりとした覚悟ができているのなら、その意思を尊重することも考えるべきではないでしょうか。たとえ、かけがえのない家族であっても、そうして覚悟を決めた人の生き方に過度に干渉するべきではないでしょう。それはよけいなおせっかいというものです。

困ったときは「正論より配慮」

ところで見方によっては、K・Kさんとお父さんの意見の食い違いは、正論のぶつかり合いでもあります。

K・Kさんが「体調がよくないのだから会社を辞めて治療に専念してほしい」という気持ちには誤りはありません。一方、お父さんの「最期まで勤め上げたい」という気持ちもやはり正論です。質問を見ると、二つの真逆に位置する正論が交わることなく、平行線をたどり続けているようにも思えます。

おそらくK・Kさんもお父さんに似て律儀で頑固なところがあるのでしょう。そのために自らの正論に固執するようなところもあるのではないでしょうか。それはともかく、そんな場合は、どちらかが歩み寄らなければ、未来永劫、二人の考えが折り合うことはありません。ひょっとすると、そのことが原因で親子の間に感情的な溝ができてしまうことも考えられないではありません。そんな最悪の結果を回避するためには、どちらかが相手に配慮して一歩、譲らなければなりません。

と、すれば、父上とK・Kさん、どちらの考えを優先すべきでしょうか。それはどちらがより苦しんでいるか、ということを基準に考えるべきでしょう。

K・Kさんはがんを患いながら、仕事を続けるお父さんを痛々しい気持ちで見ていることでしょう。それはそれで決して楽な状況ではありません。

歯を食いしばって笑顔を見せる

しかし、忘れてならないのは、そのK・Kさんよりも、お父さんのほうがずっと苛酷な状況に置かれていることです。

がんになって体調も芳しくない。家族にも迷惑をかけている。お父さんはそんなことを重々承知しながらも、自分自身が後悔したくないために、自らを叱咤激励して、残された期間をしっかりと勤め上げようとしているのです。そのことを考えると、K・Kさんのほうからお父さんに歩み寄っていくべきでしょう。つまり、相手が困っているときだからこそ、「正論よりも配慮」を優先すべきなのです。

では、じっさいにK・Kさんはどのようにお父さんに接すればいいのでしょうか。ここで求められるのは「家庭哲学」という考え方です。K・Kさんには家庭とはどういう場所であるべきか、家族はどんなに関係であるべきかをよく考えていただきたいと思います。

何よりも大切なのは寄り添う気持ちです。間違っても「私がお父さんを支えよう」などと、大それたことを考えてはなりません。ごく自然にお父さんの横に並んで、そっと手を差しのべればそれでいい。お父さんが疲れた表情で帰ってくれば、「今日も頑張ったね」と、優しい言葉を投げかけ、テレビを見ているときには一緒に笑う。

K・Kさんには、それはとても辛いことかもしれません。

しかし、そうして「歯を食いしばって笑顔を見せる」ことで、お父さんは癒され、新たな気力を湧き上がらせていくのです。そして、そんなお父さんと接することで、K・Kさん自身も満たされた思いを持つことができるでしょう。

覚悟を決めた人にそっと寄り添う。
となりに並んで、一緒に歩く。
あなたの笑顔が大切な人に勇気を与える。

がんになって初めて人の優しさを発見できる

Q 山に登ろうとがんの夫に誘われた

A・Tさん　埼玉県　主婦　女性　52歳

登山が趣味だった夫が2年前に腎臓がんを患いました。手術でがんのある側の腎臓を切除したものの、その後、骨転移が見つかりました。夫には伝えていませんが、主治医の先生から、すでに予断が許されない状態で、それとなく余命もそう長くはないかもしれないと告げられています。もっとも夫自身は人生に対して前向きで、骨の痛みをこらえながら気丈にリハビリを続けています。

少し前に、その夫から「近いうちに、また一緒に八ヶ岳に登ろう」と誘われました。

実は私自身も登山が好きで、夫と出会ったのも同じ八ヶ岳でのことでした。でも、現在の状態では夫に登山などできるわけがありません。それで、そのときは「そう、また一緒に行けたらいいね」と言葉を濁すことしかできませんでした。でも、それからも夫は登山のことを熱心に話し続け、最近ではそのための計画づくりまで進めています。

夫がどんな気持ちで私を誘っているのかはわかりません。ただ「あなたはもう登山などできないのよ」とはっきりいうのは残酷な気もします。しかし、だからといってその場しのぎの気休めをいうのも気がとがめます。

私はそんな夫にどんな態度で接すればいいのでしょうか。そして夫の誘いにどう答えればいいのでしょうか。

A　がんになって初めて相手の姿が見える

Ａ・Ｔさんのような例は「がん哲学カフェ」でも、しばしば見受けられます。患者さんとご家族、とくに配偶者との間での意思の疎通が不十分で、そのために夫婦のどちらか、もしくは双方が困惑しているというケースです。

そうした場合は、実は病気が見つかる前から、夫婦の間での相互理解に問題があることが少なくありません。とくに日本の場合は、男性が仕事や職場のことばかり考えていて、家庭を顧みないことから、知らないうちにわだかまりが募っていることも多いものです。夫婦がともに元気なうちはいいのですが、どちらかが病気になると、そのわだかまりが一気に表面化してしまう。

私が面接したなかにも、夫婦のどちらかががんになって、初めて相手の本当の姿が見えてきたという人も少なくはないのです。なかには、そうしたわだかまりから夫婦仲が険悪になっていくことも決して珍しくはありません。そのことを考えると、がんになったパートナーへの対応には慎重さと細心さが不可欠といっていいでしょう。

優しさから出る誘いの言葉

しかしA・Tさんのケースはちょっと違っているようです。

ここでは夫婦が互いにいたわり合おうとしている姿勢が伝わってきます。こうした場合の対応法は簡単明瞭です。A・Tさんはご主人の言葉をそのまま、受け止めてあげればいい。ご主人が「一緒に山に登ろう」と誘うのであれば、「そうね、一緒に行こう」と受け止め、そのための計画を立てているのであれば、一緒にその計画を考えてあげればいいのです。

もちろんご主人は登山などできる状態ではないかもしれません。

しかし、そのことはあいまいなままにしておいてかまわない。それよりも夫婦間で意思が疎通し、互いに理解し合うことのほうがずっと重要なのです。がん患者さんとの関係づくりでは正論より配慮が求められることが往々にしてありますが、このケースもその一例といえるでしょう。山に登るかどうかということよりも、そうして夫婦がともに、喜びを分かち合うことが何よりも大切なことではないでしょうか。

がんになってわかる人の優しさ

もっともこの質問を少し深読みすると、A・Tさんのご主人も自分はもう登山ができる状態ではないと悟っているようにも考えられます。

がんが見つかるまでのご主人がどんな人だったかはわかりません。ただひとついえるのは、人間はその人をめぐる状況変化のなかで、その人自身も変わっていくということです。とくに死を意識すると、人は子どものように素直になり、周囲の人たちに対して優しく、思いやりを見せるようになることが少なくないものです。それは周囲の人たちにとっても意外に思われるものです。

じっさい私が主宰する「がん哲学外来」でも、前にあげたケースとは逆に、がんになって初めて、その人の優しさを知ったとパートナーが落涙されるケースも決して少なくありません。そして、それが新たな夫婦関係の出発点となり、幸福な暮らしを築かれることも多いものなのです。そうして互いにいたわりあうことで、互いの人生を実りあるものにできるのです。

希望を持つことで容態が変化することも

あるいはA・Tさんのご主人の「一緒に山に登ろう」という言葉も、そうした優しさや思いやりから出ているのかもしれません。

自分はもう登山ができる体ではない。しかし、人生最期のひとときをパートナーと同じ希望を持って過ごしたい、そうして自分自身にも、そしてパートナーにも幸せな思い出を残して人生の最期を迎えたい――そんな願いから生じた言葉のようにも私には思えてなりません。

その意味でもA・Tさんには、ご主人の言葉をそのまま丸ごと受け止めてあげていただきたいものです。

「そうね。私も同じことを考えていたの」――そのひとことでご主人がどれだけ、喜ばれることか。

それこそがご主人の優しさに応える最善の対応でしょう。逆にいくら正論であっても、否定的な言葉を伝えると、せっかくの和やかな関係が冷え切ったものになってしまう恐れもあります。繰り返しになりますが、ときには正論よりも配慮が求められる場合もあるのです。

それに、そうして二人がともに希望を持って過ごしていくうちに、思いがけない変化が起こることだって考えられないわけではありません。

Ａ・Ｔさんはご主人の容態について悲観的ですが、それはあくまでも生存率など、確率をもとにした見方を前提にしてのことでしょう。しかし現実にご主人の状態がこれからどう変わっていくかは、実はあいまいな状態に置かれているのです。ひょっとすると、たとえ一時的にではあっても、容態が回復することも考えられないわけではありません。かけがえのない人とともに希望を持って生き続けていれば、そうした変化が起こることも、まったく考えられないわけではないのです。

そのときには車椅子を使ってでも実際に二人で思い出の地を訪ねればいい。そうして二人の願いを現実に置き換える。そのことによって何物にも代えがたい大切な思い出がつくられる。それはＡ・Ｔさん自身が新たな人生を切り開いていくうえでも大きな力になってくれることでしょう。その力を獲得するためにも、しっかりとご主人の言葉を受け止めてあげてもらいたいと願います。

死を意識すると
人は子どものように素直になり、
周りの人に優しくなれる。

よけいなおせっかいと偉大なおせっかい

Q

がんになった妻が心を開いてくれない

J・Tさん　静岡県　会社員　男性　55歳

1年前に20年以上も連れ添った40代後半の妻が大腸がんを患いました。

幸い、症状はそれほど進行しておらず、手術とその後の抗がん剤治療は順調に推移しました。現在では、以前ほどではないにせよ、体調もよくなり、3か月前からは職場復帰も果たしています。

ただ気がかりなこともあります。

それはがんを患ってから、妻の私に対する態度にどこか冷たさが感じられること。私は少しでも妻に日々の暮らしを楽しんでもらいたいと思っています。それで折りを見ては妻を映画や観劇、旅行に誘っています。でも、たいていは「私のことは放っておいて」と冷たく突き放されてしまうのです。それどころか、しつこく誘うと逆に「あなたは私のことを何にもわかっていないくせに」となじられる始末です。

妻が再発や合併症の不安を抱え、悩んでいることは私にもよくわかります。だからこそ私は妻の力になりたいと思っているのです。

ところが、現実は私のそうした思いは逆効果になっているとしか思えません。私が妻の力になりたいと思えば思うほど、彼女は私から遠ざかって行くように思えるのです。このままでは、二人の関係に深い溝が生じてしまいそうな懸念もあります。どうすれば妻との関係を修復し、妻の支えになることができるのでしょうか。

A 問題の根っこはそれまでの夫婦関係にある

同じような悩みは私が主宰する「がん哲学外来」でもよく聞かれます。がんを患ったパートナーの力になりたいと思っている。それなのに肝心の相手から受け入れてもらえない。とくに奥さんががんを患っているご主人の口から、同じような言葉をよく耳にします。

そうした場合、私は必ず、まず、これまでのお二人の関係を振り返ってみてはどうでしょうか、と話します。

と、いうのはがんになって夫婦の関係に変化が生じる場合、とくに奥さんがご主人に冷淡になった場合には、自らががんになったことで、にわかに態度を変えるご主人に不信感を抱いていることが少なくないからです。つまり奥さんの態度の変化の背景には、それまでの夫婦関係のあり方が影響しているのです。

がんを患って一方的な関係のツケが現われる

Ｊ・Ｔさんの場合もそうかと思いますが、日本のサラリーマンの人たちの多くは、仕事に没頭するあまり、家庭や奥さんを顧みる余裕を持たない、あるいは持てない人が大半を占めています。子どものこと、老親のこと、自分やご主人の健康のこと、そして二人の将来のこと……。夫の側からはのんびりと家庭で暮らしていい身分のように思えるかもしれませんが、実は奥さんたちは家庭内で多くの問題に直面し、悩みを抱え続けているのです。

しかし外で働く夫は、そうした奥さんの悩みには一切、関心を持とうとしない。外で働いて生活の糧を得ることで、夫としての役割を１００パーセント果たしていると思いこんでいるのです。面倒なことはすべて奥さんまかせ。奥さんの目から見れば、夫の生き方は、さぞ傲慢で身勝手なものと映っていることでしょう。

ところが自分ががんになると、途端に態度を変えて、優しく接し始める。奥さんにすればそれじゃ、「今までの一人よがりな態度は何なのよ」といいたくもなってしまうのではないでしょうか。早い話が、それまでの一方的な夫婦関係の歪みが、がんという病気の出現によって、一気に噴出しているというわけです。

J・Tさんにすれば、奥さんの豹変を訝しく思いながらも、ただ単に機嫌がよろしくないと、簡単に考えているのかもしれません。しかし、じっさいには問題の根はずっと深いところにあり、そうそう簡単に解決できるものではありません。対処法を見誤れば、さらに家庭内別居、別離へと発展する危険もはらんでいそうです。それだけにJ・Tさんには細心の対応が求められるでしょう。

とにかく寄り添い続ける

では、J・Tさんはどのように奥さんとの関係を修復すればいいのでしょうか。

そのためには、まず何よりも、それまで長い歳月の間に積み上げられた奥さんの不信感を払拭する必要があるでしょう。

そこで私が提案したいのは、とにかく奥さんに寄り添い続けるということです。そして心の対話を試みる。「映画に行こう」「旅行に行こう」といった誘いかけは必要ありません。奥さんにすれば、そうした言葉がけは自分を理解もせずに発せられる「よけいなおせっかい」にすぎず、逆に神経を逆なでされるような思いにとらわれることでしょう。

それよりも言葉はなくてもいいから、とにかく同じ場にいるようにすればいい。最近の家庭では、多くの場合、キッチンとリビングルームが一体化したつくりになっています。奥さんが料理をつくっているのであれば、互いの姿が確認できるリビングで、ただ、奥さんと時間を共有すればいいのです。そうしてその時間を少しずつ延ばしていく。私の経験からいえば毎日、最低でも30分はそうして時間を共有することを考えていただきたいと思います。そうしているうちに互いの存在がしっくりとしたものに感じられるようになることでしょう。

おそらくJ・Tさんは、それまで奥さんの存在を意識することすら、ほとんどなかったのではないでしょうか。しかし、同じ場で時間を共有し、互いを確認し合うことで、自然に目には見えない理解と信頼がもたらされるようになるのです。

よけいなおせっかいが偉大なるおせっかいに

もちろん最初からこの方法がうまくいくとは限りません。

J・Tさんが気まずい思いを感じることもあるだろうし、逆に奥さんのほうが気づまりになってその場を立ち去ることもあるでしょう。

しかし、何日も同じことを続けるうちに、それまでは冷え切っていた奥さんの気持ちが、少しずつ溶け出し始めることでしょう。そうして気まずかった二人の時間が密度の高い交歓の時間へと変わっていきます。その結果、奥さんとJ・T

さんという二人の関係がまた新たな境地へと向かい始めていくのです。

じっさい「がん哲学外来」で私を訪ねてこられたご夫婦も、私が同じことを話すと、途端に態度が変わります。まず、ご主人が「すまなかった」と謝られ、反省の表情を浮かべます。すると奥さんもその言葉を素直に受け入れられる。そのとき、二人の表情には得もいえない穏やかさが生まれます。それは二人でいることが歓びに変わった瞬間でもあるのです。

家庭内ではこうした劇的な変化は望めないでしょう。そこで自然に寄り添うことから始めていくわけです。もっともそれも最初は「よけいなおせっかい」と受け止められるかもしれません。しかし、それはやがて、二人の新たな出発点をもたらす「偉大なるおせっかい」に変わっていくのです。

見方を変えれば、J・Tさんは奥さんががんを患ったことで、自らの人生を見つめ直し、新たな夫婦関係を築く絶好の機会を得たといえます。その機会を逃すことのないよう、真摯な気持ちで奥さんに寄り添い続けていただきたいものです。

しゃべらなくてもいい。
同じ場所で同じ時間をともに過ごす。
新しい関係はそこから始まる。

人は、ひまそうな人に心を開く

Q

お母さんはいつも怒っている

M・Kさん　大阪府　パート勤務　女性　37歳

昨年夏、定期健診で乳がんが見つかり、手術を受けました。

幸い、リンパ節や他の部位への転移もなく、今はホルモン療法による治療を継続しています。3か月ほど前からはパートの仕事にも復帰し、ようやく以前と同じ暮らしを取り戻したかと思っていました。ところが、そううまくはいきませんでした。

手術を受ければ体調はすぐに元に戻り、以前と同じ暮らしを取り戻せると思っていました。しかし、現実はそんなに甘いものではありません。体はまだまだ完調にはほど遠い状態なのにパートの仕事も残業続き。そのため家に帰ると疲労こんぱいして家事も思うようにできません。加えて小学生の二人の子どもたちも何かと手がかかります。夫に相談しようとしても、やはり、仕事が大変らしく、「もう病気じゃないのだから」と、なかなか話を聞いてくれません。

そんな暮らしのなかでイライラが募っているのでしょう。少し前に長女から「お母さんはいつも怒っているね」といわれてショックを受けました。

もう少し、肩の力を抜くことができれば、子どもたちにも優しくなれるとはわかっています。でも今の体調や自分の置かれている状況を考えると、ついつい焦りが出てしまい、眉間にしわをよせてしまうのです。どうすればもっとゆったり生きることができるでしょうか。

A あせる気持ちが人間関係をギクシャクさせる

がん哲学外来で相対する患者さんのなかには、治療がいち段落した後、すぐに、生活を以前と同じペースに戻そうとしたり、あるいは病気になったことによる遅れを取り戻すためにしゃにむに働こうとして、逆に行き詰っている人が少なくありません。M・Kさんの場合も同じようなケースといえるでしょう。

治療後、そんなに時間も経過しておらず、体力も十分に回復していない。それにもかかわらず妻として、母親として、そして働き手として100パーセントを求めるために焦りが出ているのです。その結果、家族間の関係がぎくしゃくとしたものになり、子どもたちにも恐れられてしまっているのです。

子どもたちとの良好な関係を取り戻し、円満な家庭をつくりなおすにはM・Kさん自身がいっているように、まず、自分がゆったりとした気持ちにならなくてはなりません。では、そのためにはどうすればいいのでしょうか。

本当に大切なことは何かを考える

まず考えなければならないことは、今の自分の暮らしをじっくりと見つめ直してみることでしょう。そして自分にとって、本当に大切なことは何かということを考えてみるのです。それは言葉を替えると、日々の暮らしのひとつひとつの営みに優先順位をつけることでもあります。

そうすると何が浮かび上がってくるでしょうか。まず頭に浮かぶのは、子どもたちをどう支えていくかということでしょう。とすれば、少なくとも当面はそのことに全力を注ぐようにすればいい。極端ないい方をすれば、後のことはすべて人任せにしてもいい、と考えるようにするのです。

がんを患っているかどうかは別にして、私たちは、日々の暮らしのなかで絶えず、さまざまな事柄に向き合い続けています。仕事、家事、育児、ご近所や親戚、友人たちとのつきあいにも時間をとられます。そして、そうした暮らしのなかで、ああでもない、こうでもないと、つまらないことにやきもきし続けています。

でも、そこでちょっと考えてみてほしい。

それらのなかで、本当に必要なことは、どの程度あるでしょうか。おそらく、その比率は1割程度だと思います。逆にいうと、それ以外の9割の事柄は後回しにしてもいい、あるいは自分がやらなくてもいい、不要不急の事柄で占められているのではないでしょうか。さらに突っ込んでみると、そのなかには自分本位で人の行動に干渉している「よけいなおせっかい」も含まれているかもしれません。

必要ないことは人に任せる

私たちの暮らしには、そうした必要のない余分な事柄が含まれています。そして、そのことにふり回される結果、多くの人がいたずらに心身を消耗させ続けているのです。

では、なぜ、よけいなことに目が行ってしまうのでしょう。それは人の目を気にしたり、人と自分を比較することに気をとられてしまっているからでしょう。他の人たちと同じでなくてはいけない、遅れをとってはいけない、という無意味な強迫観念が、その人をよけいな行動に駆り立てているのです。

ゆったりとした気持ちで生きるには、まずは自分のなかにある強迫観念を取り除き、不要な事柄を思い切って切り捨てるべきでしょう。そうして本当に大切なことだけに全力を傾けるようにするのです。

前にいったようにM・Kさんの場合なら、子どもたちのサポートにすべてのエネルギーを注ぐようにする。そうすることで体力的にも、精神的にも余裕が生まれ、子どもたちに以前と同じ優しい笑顔を見せることができるようになるのではないでしょうか。そうして生活が軌道に乗ってくれば、また少しずつ、大切なことの幅を広げていけばいいのです。

話し合いで新たな夫婦の関係を

もっとも、そうはいっても、じっさいに9割の事柄を切り捨てることはそう簡単にはできません。

と、いうのは、そのためには自らの生き方に自信を持っている必要があるからです。しかし、これがなかなかに難しい。そのためには何より、「そのままでいいよ」と、自分を肯定してくれる誰かが必要でしょう。

かくいう私自身も、毎日、1時間ほど読書の時間をもっています。そうして新渡戸稲造先生をはじめとする四人の「心の師」に、その日の行動予定や所信を告げ、それでいいかどうか、お伺いを立てています。そうして心のなかで、「それでいい」という彼らの声を聞き取ったうえで、毎日を過ごしています。

Ｍ・Ｋさんの場合、自分を肯定してくれる誰かはご主人ということになるでしょう。

ところがそのご主人もまた仕事に追われ、他の誰よりも大切な存在である奥さんの話に耳を傾けられないでいる。Ｍ・Ｋさんがイライラを募らせているのも、突き詰めると、そこに原因があるのかもしれません。

と、すれば一度、ご主人が休みの日にでも、機会をつくって、素直に話をしてみてはどうでしょうか。ひょっとするとご主人も、Ｍ・Ｋさんとの心の通じ合う対話を求めているかもしれません。そうして互いを認め合うことで、これまでとは異なる、ゆったりとした深みのある新たな夫婦関係を構築することも可能でしょう。

心に余裕がありそうな表情の持ち主に人は魅せられます。子どもたちもその例外ではありません。円満でゆとりのある家庭を築き直すために、ご主人とよく話し合い、心のわだかまりを払拭することから始めていただきたいと願います。

必要のないことにふり回され、
心と体が削られていく毎日。
あなたにとって
いちばん大事なことはなに？

がんは親しい人を大きく育てる

Q 頼りない家族に発病を伝えられない

S・Oさん　静岡県　主婦　女性　43歳

少し前に検診で子宮がんと診断されました。これから本格的な治療が始まります。でも、そのことはごく親しい友人二、三人に話しただけで、まだ家族にも話していません。と、いうのは私ががんになったことを話すと家族がパニックに陥るような気がするからです。

私の家庭は夫と中学生の長女、小学生の長男の四人家族ですが、私から見ると皆が頼りなく思えてなりません。サラリーマンの夫は仕事以外には何にもできない人で、家では自分でお茶を入れることもできません。子どもたちも何をするのも親がかりで、自立など望むべくもないように思えます。じっさい以前、私が風邪をひいて2、3日寝込んだときがありましたが、案の定、家事は誰も引き受けませんでした。洗濯かごやキッチンのシンクには洗い物がたまりっぱなし、部屋のなかは散らかり放題というありさまでした。早い話、私がいないと家庭は成り立たない状態なのです。

そんな家族のことを考えると、がんになったとはなかなか切り出せません。もっとも治療を受けた後、朝起きるのが苦痛に感じるほど体調が悪くなることもあります。がんが見つかり、ずっと続けていたパートはやめましたが、家のことは相変わらず一人で取り仕切っています。これからのことはわかりませんが、夫や子どもに病気のことを伝えて、いざというときに備えたい。家族を動揺させずに病気のことを伝えるにはどうすればいいのでしょうか。

A 会話のなさが信頼関係の欠落に

がんを患ったけれど、ご主人や子どもさんが頼りないために、そのことを伝えられないという相談例もよくあります。私は、そうした場合、相談者に対して必ず、「どうして、そんな状況になってしまったのでしょうね」と逆に質問することにしています。

というのは、家庭というものは夫や妻、子どもがそれぞれの役割を果たすことで成り立っているものです。がん罹患という大切なことをご主人や子どもに話せないのは、各人がそれぞれの役割を放棄しているために、本当の意味での家庭が成立していないことによるものでしょう。がんを患ったことをうまく伝えるためには、がんを患った人がまず、そのことをしっかりと理解する必要があると思っているからです。

S・Oさんのケースも同じような状況と考えて差し支えないでしょう。S・Oさんは自分がいなくては家庭が維持できないと考えておられます。しかし、本当にそうなのでしょうか。

人はそのときが訪れると力を発揮する

たしかに妻、そして母親という存在は余人をもって代えられるものではありません。とはいえ、その役割の一部を誰かに肩代わりしてもらうことは、実はそれほど難しいことではないのも事実です。早い話が洗濯など、洗い物を洗濯機に入れ、洗剤を入れれば後はボタンを押せばいい。ちなみに妻から無精者といわれている私でも、妻が忙しいときには代わりに洗濯をすることもあります。

にもかかわらず頭から家族には何もできないと決め込むのは思い込み以外の何ものでもないでしょう。しかし、現実には人間は誰でも、そのときが訪れると必要な力を発揮するものなのです。

ではS・Oさんのそうした思い込みはどんなところから生じているのでしょう。私には、それは家族間でのコミュニケーションの欠落を物語っているように思われてなりません。おそらくS・Oさんの家庭には、あまり会話がないのではないでしょうか。あったとしても本質的な話はしていないように思います。

ひょっとするとS・Oさんの家庭では、家族間で暗黙の了解のようなものがあり、面倒でエネルギーが必要な本質的な会話は無意識のうちに避けてきたのではないでしょうか。そうして会話がないままにS・Oさんの役割が固定されてしまっているようにも思われます。そしてその結果、自分一人で家事の一切を引き受けることを自分の役割と勘違いしていたのかもしれません。

そうした状態が続くと、当然のこととして家族間の関係も表面的なものになりがちです。それが結果的に家族の間のコミュニケーションギャップにつながっているように思えてなりません。

ともあれ、S・Oさんの家庭では、深い部分での家族間のつながりがきわめて希薄な状態になっていることは間違いありません。見方を変えれば、がんになったことはそうした状態から家庭を再生する絶好の機会ともいえるでしょう。

混乱から始まる新たな家庭づくり

では現実にS・Oさんはどのような行動をとればいいのでしょうか。

「がん哲学外来」では、そうしたケースでは、次回の面談では、ご家族とともに来訪されるようにお願いしています。そうして私の面前でがんを患ったことを家族に伝えてもらうことにしているのです。

それは本人にすれば覚悟をともなう辛い体験かもしれません。

しかし逆に見れば、だからこそ家族にも伝わるものがあるのです。当然のことですが、病気のことを家族に伝える際には、さまざまな感情が湧き上がります。

冷静さを保とうとしても、なかなかそうはいかないものです。しかし、それが逆に説得力につながります。私の「がん哲学外来」の場でも、涙ながらに自らの状態を切々と訴える姿を見て、ご主人にも子どもたちにも「気づき」が起こり、その人の状況を理解するようになる。その結果、同じように目に涙を浮かべて、患者さんに共感するようになるのです。

親しい友人に助けてもらう手も

さて、S・Oさんはご家族にショックを与えたくないといっておられます。たしかにがんを患ったと伝えれば、ご主人や子どもさんは動揺するでしょう。しかし、それはそれでいいのではないでしょうか。がんに罹患したことを伝えることで一時的に家庭はパニックに陥るかもしれません。でもその混乱のなかで家族が互いを理解しようと努め、家庭のありようについても考えるようになるものです。その結果、ご主人も子どもさんも自らの役割に気づき始めます。そうして、そこから新たな家庭づくりが出発するのです。

もっとも家庭によっては、そうしたいわばショック療法が好ましくないこともあります。たとえばご主人や子どもさんがあまりに繊細な場合は、それが原因で今度はそちらに問題が生じることも考えられないわけではありません。当然ながら、そうした場合にはそれなりの気配りが必要でしょう。

質問ではS・Oさんは親しい友人には、すでにがん罹患を伝えられているとのこと。より慎重を期するためには、そうした人たちに手助けしてもらうことも考えてみてもいいかもしれません。

たとえば家族がいるときにちょっと遊びに来てもらって、何気なく病気のことをたずねてもらうようにする。そのことをきっかけにご主人や子どもさんにも気づきが起こることも十分考えられます。いずれにせよ、このことを契機に家族のきずなを深め、本当の意味での家庭を築いていただきたいものです。

会話のない家族には、
深い絆も育たない。
あなたの本当の気持ちをぶつければ、
新しい関係が必ずうまれる。

第4章

誰もが和解を求めている

人とゆるし合いたいとき——知人、友人にどう寄り添うか

聴くだけでは人の心は満たせない

Q 長年の親友が大腸がんを患った

Y・Mさん　東京都　会社員　男性　62歳

1か月ほど前に、学生時代からずっと親しくつきあってきた友人から、久々に連絡がありました。大学卒業後も同じ金融関係に進んだこともあって、よく酒を酌み交わしながら意見を闘わせ、結婚後も家族ぐるみで、共通の趣味であるテニス旅行に出かけることも再三でした。こんな言葉を使うのは少々気恥ずかしくもありますが、青春時代をともに過ごした大切な仲間です。もっとも、ここ数年は賀状をやりとりするくらいで行き来が途絶えていたものです。

その友人が連絡してきたのは、がんを患ったことの報告でした。

聞けば1年ほど前に大腸がんが見つかり、そのときにはすでに骨、肺、脳にも転移していたとのこと。そこまで悪化していれば、余命も限られていることでしょう。近況をたずねると、何年か前に離婚し二人の子どもたちも離れて暮らしているとのこと。さぞや寂しい思いをしているのではと会いに出かけると、友人はやはり以前とは別人のようにやつれ果てていました。

しかし、私を見ると懐かしそうに優しげな笑顔を見せてくれました。

もっとも私はそんな友人を前にして何と声をかければいいのかわからず、ただ話を聞くだけで終始しました。友人の残された日々を充実したものにするために、何か手助けできればと思っています。でも、現実にどう対応すればいいのかわからずに悩んでいます。

A 「気づき」が人生を充実させる

人間は誰でも、人生の終末を実感したときには、残された時間を、少しでも意義深いものにしたいと願います。そして、その願いを実現することで、自らの生に満足し、納得して旅立っていく。もちろん末期のがん患者さんの場合もその例外ではありません。

もっとも、その境地に至るには、「気づき」というプロセスが必要です。気づきというのはわかりやすくいうと、自分が生きている意味を理解することと考えればいいでしょう。その「気づき」を体験することで、人は人生を充実した形で締めくくることができるのです。

そこで、ここではその友人に「気づき」を促すためにY・Mさんにできることを考えてみたいと思います。

まず、知っておきたいのはがん患者さんに限らず、窮地に陥り、落ち込んだ人の心のありようは大きく二つに分かれるということです。

ひとつは「今はそっとしておいてほしい」と、他の人たちとの関係に一線を画すケース。そしてもうひとつは「これまでと同じように接して欲しい」と願う場合です。友人として、まずは相手の思いを的確に察知しなければなりません。

相手を「病人扱い」しない

当たり前のことですが、前者の場合には無用な干渉は禁物です。本人が望むように、ある一定の期間は、そっと一人にしておいてあげればいい。そうして、本人の気持ちが落ち着き、力が蓄えられたときを見はからって、友人として為すべき行動を始めればいいのです。

一方、後者の場合は、ふだんどおりにふるまえばいい。たとえば共通の趣味があるような場合は、「ちょっとやってみないか」と、さりげなく誘いかければいいのです。多くの場合は、そうして、ともに行動するうちに、自らと相手の関係を確認し、さらに自らの人生を振り返るようになります。話を聴くことももちろん大切です。しかし、それだけでは、気づきに至ることは難しいかもしれません。

もっともその前にひとつ、知っておきたい注意点もあります。

それは相手がどんなに重篤な状態でも、その人を病人として見ないこと。相手を病人として見ると、どうしても同情や憐れみといったいびつな感情が現れてしまいます。すると互いが病気を意識し、そのことによって大切な人間関係が逆にぎくしゃくしたものになることも考えられるのです。

相手のことを気づかえばこそ、ふだんどおりに自然に接する必要があるのです。「愛はことさらに起こすなかれ」という言葉を肝に銘じておきましょう。そうした穏やかな無理のない交流を続けているうちに、相手の心が広がり、自然に気づきが起こります。その結果、その人は人生最期の充実期に向かっていくのです。

沈黙の時間の快適さを確かめる

また、そうした手助けをするうえで、もうひとつ大切なことを理解しておかなければなりません。それは手助けをしたいと願っていることが、当の本人に受け入れられているか、ということです。いくらその人のことを思って行動しても、相手から受け入れられていなければ、何の手助けにもなりません。それどころか、逆にいたずらに相手の気持ちをかき乱す結果に陥るだけでしょう。

では、どうして相手の反応を確認すればいいのか。

その方法は簡単です。人と人が接しているときには、のべつまくなしに話しているわけではありません。話の合間には必ず「沈黙の時間」が訪れます。その沈黙の時間の「居心地のよさ」を確かめればいいのです。

何も話さず、互いに黙していても、その場に穏やかで温かな空気が流れ、居心地のよさを感じることができる。そんな場合は相手から受け入れられていると考えていいでしょう。逆に黙っていると、どこか雰囲気がぎくしゃくして落ち着かない。そう感じるときは、相手から受け入れられていないと考えたほうがいいかもしれません。その場合はさっさと退散して、他の人に同じ役回りを引き継いでもらうのが賢明でしょう。

最期のひとときに共に成長する

Y・Mさんの場合は相手の方からがんになったことを告げられたこともあるし、懐かしげな笑顔を見せてくれたことから、まずは友人から受け入れられていると考えていいでしょう。しかし、念には念を入れて沈黙の時間の居心地について思い返していただきたいと思います。相手から受け入れられていることが確認できれば、自分から積極的に行動を促すようにすればいい。男性二人で旅行に出るのもいいし、将棋や囲碁などのゲームを楽しんでみるのもいい。

もっと積極的な方法もあります。人間は誰しも最期には和解を求めます。そのことを考えると、双方の承諾を得たうえで、別れた奥さんと食事の機会をつくってあげるのもいいでしょう。

ともあれ、そうして行動を共にしているうちに、その友人には「気づき」が起こります。そして、これも誰もが持っているその人本来の役割を理解するようになるのです。その役割をまっとうすることで、その人の人生はひとつレベルの高いところへと向かいます。そうして最終的に、自ら納得して、人生の終わりを受け入れられるようになるのです。

もちろん同じことは伴走者であるY・Mさんにもあてはまります。友人の生き方を高めることで、Y・Mさん自身の心も豊かになり、ひと回り大きな人間になることでしょう。人生最期のひとときを共に行動することで、本人もそして伴走者もより豊かな人間に成長できるということです。

気負わず、いつもどおりのつきあいこそ、
大切な人の人生最期のひとときに
伴走者となるあなたにできること。

ゆるし、ゆるされることこそが人にとって最大の癒しになる

Q パワハラ上司ががんを患った

S・Tさん　東京都　会社員　男性　58歳

まだ私が駆け出し社員だった30数年前、徹底的に私をしごいてくれた上司がいました。「シゴキ」というと、少しは教育的な要素も含まれているように聞こえますが、その上司の部下への対応はパワハラそのもの。「お前のようなグズはさっさと会社を辞めちまえ」と怒鳴られたことも再三でした。

ところが最近になって、ある同僚から、その上司が定年で会社を去った後に、

重度の肺がんを患い、余命いくばくもない状態でいることを教えられました。

知らせを聞いた私の胸中は複雑です。

私と同じように、パワハラ被害を受けた同僚たちは、「長年の悪行の報いだ」「天罰だ」と快哉を叫びます。正直、私自身にも同じ気持ちがないわけではありません。しかし、そんなネガティブな感情とともに、かつての上司を慰めたいという気持ちも心のどこかで湧き上がっているのです。

自己中心的で他人に対する思いやりが決定的に欠落していたことにも起因しているのでしょう。その上司の会社での晩年は不遇で奥さんとも離婚したといいます。おそらく病気を患った現在も無聊《ぶりょう》を託《かこ》っていることでしょう。いかに嫌な上司だったとはいえ、そんな気の毒な境遇にある人をなおざりにしていいのかと思ってしまうのです。

もちろん、会いに出かけても拒絶されるかもしれません。でも、そのまま知らん顔を続けていると、後で自分自身に悔いが残るような気もして悩んでいます。

A 嫌な相手にも誠意を尽くす

サラリーマンのなかには、会社内での役職や肩書きによる影響力を自分の力と勘違いしている人たちが少なくありません。私が「看板かじり」と呼ぶ類いの人たちです。上司という地位を利用して部下たちにパワハラの限りを尽くしていたこの人物は、そうした看板かじりの典型ともいえるでしょう。

もっとも看板かじりの栄華は長くは続きません。

看板かじりの人たちは、会社内での権力を盾に他の人たちを手なずけていただけで、本当の意味での人間関係が築けていないものです。だから、いったん落ち目になると、周囲からどんどん人が去っていく。看板かじりの末路は寂しさとわびしさに満ちているのです。その上司もおそらく肺がんと向き合いながら、「どうしてこんなことになってしまったのか」と悲哀を嚙みしめていることでしょう。

ではS・Tさんは、そのかつての上司にどう接するべきなのでしょう。

人間はどんな場合でも、苦境にある人を中心に据えて考え、行動しなければなりません。私は、それこそが「人が人であることの所以《ゆえん》」だと思っています。同僚たちと同じように悪態をついているようでは、残念ながら、一人の人間として未熟といわざるを得ないでしょう。ここはひとつ、大きな心で元上司を訪ねて優しい言葉のひとつもかけるのが、人間としての最低限の務めでしょう。

もちろん、S・Tさんが危惧されているように、せっかく訪ねていっても、相手から拒絶される可能性もまったくないわけではないでしょう。しかし、それでも私は、一人の人間の責務として元上司を訪ねていくべきだと考えます。どんなにひどい人でも苦境にあるときは、救いの手を差し伸べるのが、人間としての務めなのです。

もっとも私自身の経験でいえば、元上司がS・Tさんを拒むことはまずありません。逆にS・Tさんの来訪を心から喜んでくれることでしょう。と、いうのは、人間は誰でも、最後のひとときに諍《いさか》いのあったすべての人たちとの和解を求めるものだからです。もちろん、S・Tさんの元上司もその例外ではないと考えられるからです。

終末期、人は「和解」を願う

私が主宰している「がん哲学外来」にも、同じように、何らかの原因で家族とけんか別れし、一人で暮らしているがん患者さんがやってこられることが少なくありません。そうした人たちは例外なく別離に至った家族のことを語り、そして「悪かったと謝りたい」と話します。おそらくがんを患うまでは、そんなことは露ほども考えなかったことでしょう。

人は誰でも、人生の最後を実感したときに劇的に変わります。優しく素直になり、そして何より心の安寧を強く求めるようになるのです。

もう少し具体的に、人が人生の最期を意識したときの心の動きを考えてみましょう。

人生の終わりを感じると、誰もがそれまでの人生の道程を振り返ります。そして、そのときにそれまでは忘れていたはずのネガティブな過去が次々によみがえってくるのです。早い話が他の人たちとの争いや諍いについての思い出が次々に眼前に現れ続けてくるわけです。とくに現在、寂しい状況にいる人ほど、その傾向は強いものです。

そうして辛い過去が眼前に現れると、今度はその結果、自分から離れていった人たちと再会し、和解したいと考えるようになる。これは平和で落ち着いた、翳《かげ》りのない心の状態で、自らの人生を収斂《しゅうれん》させたいと願う心の働きによるものです。そうして人は人生最期のひとときに「赦《ゆる》し」を求めるようになるのです。

もちろんS・Tさんの上司にも同じことがあてはまります。その人は自分が意のままにし、辛い思いをさせていたかつての部下たちに謝罪し、赦しを乞いたいと思っているに違いありません。

「赦し」を機会に人は成長する

では、S・Tさんはその元上司にどう接すればいいのでしょうか。

じっさいには「赦しの言葉」などは必要ありません。ただ心を白紙の状態にして、「お久しぶりです」「体調はどうですか」と声をかければいい。それだけで相手は堰を切ったように、謝罪の言葉を口にするでしょう。

S・Tさんはただ穏やかにその言葉を聞いてあげればいいのです。そして、そのことで元上司は癒され、心を豊かにすることができるのです。

ひとつ知っておきたいのは、そうした「赦し」は、S・Tさん自身にとっても大きな意味があることです。

「人を赦す」という行為は、とても高尚で、人間を大きく高める力を秘めています。元上司と和解することで、S・Tさんは、心の許容量を広げ、ひと回り大きな人間に成長することができるのです。そしてその結果、自らの人生について、より深く考察し、その結果、自らに与えられている本来の役割をも理解できるようになるでしょう。

これは一人の人間としてとても意義深いことです。自らの役割を知ることで、人間はひと回りもふた回りも大きなスケールを持つことができるようになる。そのことを考えると、元上司との和解はS・Tさんにとっても大きな人生の転機といえるかもしれません。

もっとも、そんな大切な機会を一人で占めするのはもったいない話です。元上司を訪ねた後には、その人を揶揄している同僚たちにも、その結果を報告してあげてはどうでしょう。そうすれば心ある人は同じように元上司を訪ねることでしょう。S・Tさんにはそんな同僚たちとともに、一人の人間として大きく成長していただきたいと願います。

ゆるす。ゆるされる。
人は皆、平和で翳《かげ》りのない心で
人生の終わりを迎えられる。

ときには沈黙が金になる

Q 妻を亡くした同僚を励ましたい

S・Eさん　京都府　会社員　男性　60歳

少し前に定年を目前にした同僚の奥さんが亡くなりました。1年ほど前に乳がんが見つかり、切除したものの、その後、短期間で肺や骨に転移してしまったとのこと。

その同僚は仕事一筋で生きてきた会社人間で、奥さんと一緒に旅行に出かけたこともほとんどなく、ともに趣味やスポーツを楽しむようなこともありませんでした。そのせいでしょう。定年になって時間ができれば、一緒に海外旅行や寺参りをして奥さん孝行をしたいと話していたものです。何年か先には、奥さんの好きなケーキの店を始めたいともいっていた。

それだけに予想外に早かった奥さんの死がこたえているようです。通夜や葬儀では、気丈にふるまっていましたが、何日かたって会社で顔を合わせたときは「これから、どう生きていけばいいのかわからない」と、訴えていました。表情もうつろで、はた目からもありありと落胆の色がうかがえます。

私はこの同僚と同期入社で、三十数年もの歳月を公私両面にわたってずっと親しくつきあってきました。社内では数少ない親友というべき存在です。それだけに何とかして、この同僚を落ち込みから救いたいと願っています。でも、現実に顔を合わせると、何と声をかければいいのかわかりません。どうすればその同僚を元気づけ、希望を持たせることができるのでしょうか。

A 自分の役割がわかれば、再出発できる

日本人の男性、とくに仕事に追われるサラリーマンの多くは、夫唱婦随が当たり前で、家庭や家族のことを顧みない人たちが少なくありません。いわゆる「会社人間」、家族から見れば給料を持ってくるだけの存在なので、人間ATMなどと揶揄されることもあるようです。

最近では若い世代を中心に、そうした傾向に少しずつ変化が出てきていますが、50代、60代のサラリーマンの大半はそうしたタイプで占められているように思われます。S・Eさんの同僚もそうした「会社人間」の典型といっていいでしょう。

彼らの多くは、仕事はできますが、家庭のことはまったくわかっていません。と、いうより、その前に家庭のことにまったく関心を持っていないことが多いものです。家事などまったくできないし、預金通帳がしまわれている場所もわからない。

ひどい人の場合は自分のパンツの置き場所もわからないというありさまです。奥さんがいなければ、下着ひとつ替えられない。早い話が仕事以外の生活のすべてを奥さんに依存しきっているわけです。

精神面でも依存している

そんな依存傾向は多くの場合、精神面にも及んでいます。

普段はそのことを意識することはありませんが、彼らは奥さんがいるから日々の仕事に没入できている。仕事以外のことで何か問題が起こったとしても、「妻がいるから大丈夫」と、自分は仕事を続けています。

その「大丈夫」という感覚は奥さんの存在によって成り立っています。つまり奥さんがその人の精神的な支柱になっているわけです。ましてや質問者の友人の場合は、定年後の奥さんとの暮らしをずっと楽しみにしていました。その奥さんが亡くなってしまったのだから、「どうすればいいかわからない」とうろたえてしまうのも当然のことでしょう。

そのことは実は数字でも明らかです。

ある調査では日本人の夫婦で配偶者のどちらかが亡くなった場合の平均余命を調べていますが、それによると女性の場合は20年。一方、男性のそれは3年という結果が出ています。欧米でもやはり配偶者が亡くなった場合には、男性のほうが短命だという結果が出ていますが、ここまで著しい差異は出ていません。

この調査結果からも、日本人男性がどれだけ、奥さんに頼り切って暮らしているかということが明らかでしょう。そして同時にこの数字は、奥さんを失った男性が立ち直ることの難しさをも証明しています。S・Eさんの友人も今、そうした人生の難局に直面しているわけです。

では、現実問題としてS・Eさんがその同僚を落ち込みから救うにはどうすればいいのでしょうか。

大切な友人を気遣い、何とか立ち直ってほしいと願うS・Eさんの気持ちは私にも痛いほどわかります。しかし、まず知っておきたいのは、そうした気遣いが逆効果になることが往々にしてあるということです。

話が少々横道にそれますが、私ががん哲学外来でいろんな悩みを持っておられる人と相対するときに必ず伝えることにしている言葉があります。それは「人間は誰でも生まれながらにして、大切な役割を持っている」ということです。これはロジックでどうこうと説明できることではありません。人間が一定の年齢に達したとき、あるいは人生の岐路に立たされたときに、ふいに実感する事柄です。

じっさい、つい最近も富山で60代のあるがん患者さんにそのことを伝えると、その人は私の言葉に同意され、その地でがん哲学の趣旨を多くの人とともに分かち合うカフェの開設に乗り出しています。自分と同じがん患者さんたちと、ともに生きることを、その人は自分の役割と理解されているのです。

沈黙を保ち、ただ寄り添い続ける

Ｓ・Ｅさんの友人の場合も状況は変わりません。

その友人は、奥さんを失って人生最大の岐路に直面しています。がん患者さんと同じように深刻で切実な状況でしょう。彼が新たな人生を踏み出すには、何より、自らの役割を発見する必要があるでしょう。そのためには自分からどんどん外に出ていろんな人たちとの出会いを重ねていかなければなりません。

もっとも、それにも時期というものがあります。

質問を見ると、その友人は、今はまだ落ち込みのさなかにあり、そんな元気は持てないでいるように思えます。そんなときに変に相手を気遣ってもいい結果は得られません。相手の目線で言葉をかけたつもりでも、「お前にオレの気持ちがわかるか」と、反発されるのが落ちでしょう。これではせっかくの気遣いも「よけいなおせっかい」になってしまいます。

同じ言葉をかけるなら、その人の実になる「大いなるおせっかい」でなくてはなりません。でも今はまだそれが難しい。見方を変えると、その友人はまだ元気になるべき時期に達していないということです。

と、すれば、ここはよけいな干渉はせず、黙って、ただ寄り添うようにすればいい。人は悲しみのさなかにあっても、時間が経過すれば必ず立ち直ろうとして、新たな一歩を踏み出します。S・Eさんは静かにその時期を待っていればいいのです。ただ、「いつでも自分がついているぞ」と、自らの存在をさりげなく伝えておくことは忘れてはなりません。それが寄り添うということです。

そして、その友人が立ち直りの気配を見せたときに、自らの役割を発見するための道案内役として行動していただきたい。そのためにも今は少しだけ距離を置いて、そっと友人を見守っていくのが最善の方策でしょう。沈黙を保ちながら寄り添うことが、その人のためになることも往々にしてあるのです。

人は大きな哀しみに包まれても
いつか必ず新たな一歩を踏み出す。
ときがくるまで、黙って見守るのも友情。

円滑な関係を築くキーワードは「共感と信頼」

Q 医師のおせっかいが煩《わずら》わしい

H・Eさん　千葉県　会社員　女性　38歳

半年前にステージ2の乳がんが見つかり、手術を受けました。
それまで、ほとんど病気もしたことのなかった自分が、30代後半の若さでがんになったことがショックで、しばらくは落ち込みの状態が続きました。もっとも
いつまでも、そうしてはいられないので、以前と同じように家庭と仕事を両立させたいと思っています。そのためにも今、受けているホルモン治療を無事に、終

えたいと願っています。

ところが、その治療が順調とは言い難いのが実情です。

というのは、私の担当の先生との相性があまりよくないのです。私より若い30代はじめの男性ですが、顔を合わせるたびに「家庭はうまくいってますか」「旦那さんと話していますか」と、個人的なことを質問します。

病気や治療の話ならありがたく聞くけれど、私生活についてまで干渉されたくありません。おかげで最近は病院を訪ねるのがうっとうしく感じられるほど。先生の言葉を聞くたびに「自分のことは自分で考えるので放っておいてください」という言葉が喉元まで出てきます。ときには病院を変えようかとも考えてしまいます。

私だって本当は先生とうまくやりたいと思っています。でも、おせっかいを何とかしてくれない限り、円滑な関係は築けそうにありません。

A 信頼関係を築くには時間が必要

私が主宰している「がん哲学カフェ」にも、H・Eさんと同じように医師の言葉に傷ついたり、苛立ちを感じた人が訪ねて来ることがよくあります。そのなかで、とくに多いのが、まだがんを患って間もない人たちの相談です。そうした人たちは程度の差はあれ、がんになったことのショックから立ち直り切れないでいます。そのため医療者の言葉に過敏に反応してしまうこともあるのです。

そんな場合に、がん患者さんが、医療者の言葉でもっとも傷つくのは、「がんばれ」というひとことです。がん患者さんは、落ち込みがちな自分自身を叱咤激励し、何とか持ちこたえている状態です。にもかかわらず「もっとがんばれ」といわれるのだから、腹立たしさや苛立ちが募ります。

とくによくないのが「あの人はこんなにがんばった」と、他の患者さんが引き合いに出されるケースです。そうした言葉を聞くと、患者さんは「どうせ自分はダメ患者だ」と、落ち込みを募らせます。それが医師への不信感につながることも決して少なくありません。

「共感と信頼」に基づく関係を

H・Eさんの場合も基本的には同じパターンといっていいでしょう。自分で一生懸命、生活のことを考えているのに、年若い医師にあれこれと私生活についてたずねられる。もちろんその医師に悪気はまったくないでしょう。しかしH・Eさんにすれば、医師の若さも手伝って、それが「よけいなおせっかい」に感じられてしまうのです。

この例に限らず、患者さんと医師や看護師が円滑な関係を保つためには、そうした「よけいなおせっかい」ではなく、本当に意味のある「偉大なるおせっかい」

が必要なことはいうまでもないでしょう。では、その偉大なるおせっかいというのは、どんなものなのでしょうか。ここでは医療スタッフの視点から考えてみたいと思います。

まず考えたいのが、医師や看護師と患者さんとの理想的な関係についてです。そこでキーワードとなるのが「共感と信頼」です。

医療者が患者さんに共感し、患者さんは医師を全面的に信頼する。そうした人と人とのしっかりとした関係が構築されていれば、少々のことでは、患者さんの気持ちが揺らぐことはありません。医師や看護師が発した言葉はそのままストレートに受け止められることでしょう。

とすれば、見方を変えると、患者さんが医師や看護師の言葉に疑心暗鬼になるのは、もともとその人との間で、盤石の人間関係が構築されていないことによるものといってもいいでしょう。

では、どうすれば患者さんとの間に信頼関係が構築できるのか。そのためには医師には純度の高い専門性と人間的な側面での大きな包容力が求められます。そのうち専門性のほうは、勉強を積み重ねて身につけられますが、包容力のほうは人間としての経験を積み重ねなければ高められません。言葉を替えると、一人の人間として、患者さんの視点から人の生きざまについて考え続ける必要があるのです。これがなかなか難しい。とくに日々の業務に追われて、時間の余裕を持たない医師にとっては、至難の業といってもいいでしょう。

手間、ひまを惜しまない

しかし、そのためのコツのようなものがないわけでもありません。
最近では「患者さんの気持ちを理解したい」という理由で、私が主宰する「がん哲学外来」を見学しにくる医師もいます。そんな医師から患者さんとのコミュニケーションのとり方についてたずねられたとき、私は「手間、ひまを惜しむな」

と話しています。

たとえば、それまでは歩きながらで済ませていた患者さんとの話を、30秒でもいいから立ち止まって耳を傾ける。患者さんが辛そうなときには、黙って肩に手を置き背中をさする。それだけのことで、患者さんの辛い気持ちがひしひしと伝わってきます。そうした経験を重ねることで、医師は成長し、患者さんの気持ちが理解できるようになる。その結果、当然のこととして患者さんの信頼を得られるようにもなるのです。

気持ちを醒まして相手を見つめ直す

質問に話を戻すと、H・Eさんの担当医が患者さんの力になりたいと考えているのは間違いないでしょう。また、質問を見ると、H・Eさんはがんを患ったショックによるものでしょう、少々感情的になっておられるようにも感じます。

もう少し時間をかけて、その医師との関係を育てることを考えてはどうでしょうか。つまり相手を信じて、しばらくの間、我慢をする。その間にH・Eさんにも落ち着きが戻り、その医師も成長していることでしょう。そうなれば「共感と信頼」に基づいた理想的な関係が築けるでしょう。そのときには、相手に苛立ちを覚えていたことなど、すっかり忘れてしまっているかもしれません。

ちなみに医師や看護師だけでなく、もっと身近な周囲の人たちとの間でも、同じ問題が生じることも考えられます。たとえば会社の同僚や友人、知人が、立ち入った個人的な事柄にまで介入しようとすることもあるでしょう。

もちろん、この場合も答えは同じです。

しばらく冷却期間を置いて、自分自身の内面や相手の言動を見つめ直してみる。相手に優しさや思いやりがある場合には、それが理解できるようになるでしょう。時間を置くことで相手の対応も変わってくるはずです。そうして「共感と信頼」に基づいた人間関係を育むことで、人は成長していくのです。

感情的にならず、
相手を信じて少しだけ我慢してみる。
人を見つめる時間が、
あなたを成長させる。

顔を変えれば、世界が変わる

Q

病人扱いされて気が滅入ってしまった

R・Sさん　神奈川県　会社員　男性　54歳

1年ほど前に会社の定期健診で肺がんの疑いがあるため「要精査」の診断を受けました。喫煙習慣も自覚症状もないので、何かの間違いと思っていました。しかし、ある病院で検査を受けると、じっさいにがんが見つかり、そのまま入院治療を余儀なくされました。幸い、がんはまだ初期段階で、治療には負担の小さい胸腔鏡が用いられ、入院期間も1週間ほどで済みました。

しかし、そのときの医師や看護師の対応に不満が残っています。

自分では「がんといっても大したことはない、すぐに元に戻れる」といい聞かせ、以前の暮らしに戻ることを励みにしていました。にもかかわらず、ことあるごとに「お大事に」「無理はしないで」と、完全に病人扱いされていたのです。

今は月に一度ずつ同じ病院で検査を受けながら、以前の職場に復帰していますが、病院では相変わらず病人扱いされ、そのたびに嫌な思いをしています。それどころか、あろうことか、今度は会社の上司や同僚から「無理をせず、休養すれば」「体をしっかり治してから戻ってくれれば」といわれる始末です。

よけいなお世話もいいところ。

自分は元気で、また以前と同じようにバリバリ仕事をしたいと思っているし、その自信もあります。しかし、そんなふうに周囲から病人扱いされると、逆に気持ちが萎え、落ち込んでしまうのです。おかげで最近では、会社に行くこともそうですし、そのために病院に通うことがうっとうしくて仕方ありません。

A 気づかいを素直に受け止める

少しまえまでは、医師や看護師などの医療スタッフや患者さんとの間のコミュニケーション・ギャップが問題になることがよくありました。質問にあるように、自分は元気でいるつもりなのに、病人扱いされることに不快感を覚える患者さんも少なからずいたようです。

これは結局のところ、医師や看護師が「病気と病人」の違いを理解していなかったことにも起因しています。

当たり前のことですが、人は誰でも病いを得るものです。

でも病気になったからといって、その人自身までが病んでしまうわけではありません。多くの患者さんは、体は病んでも、最後までベストを尽くそうと、健やかな気持ちを保ち続けているものです。そのことを理解していないために、ちょっとした言葉の行き違いが、医療スタッフと患者さんとの間での相互不信に発展することもあったわけです。

もちろん、そのなかには医療側の過剰な気づかいが、逆に患者さんの神経を逆なでするようなこともありました。がんの場合は、少し前まで「治らない病気」と考えられており、その傾向は他の病気よりも強かったかもしれません。

もっとも現在では、事情は大きく変わりつつあります。

かつてとは違い、医師や看護師さんの大半は患者さんの立場でものごとを考え、円滑に意思疎通ができるようになっています。とくにがんの場合は、日本人の二人に一人が罹患する時代性に加え、胃がんや乳がんなど、治るがんも増えており、医療者の間でも、患者さんの間でも、がんを特別視する傾向は薄らいでいます。そのために医療者と患者さんとの間のコミュニケーションも快適でスムーズなものになりつつあるのです。

もっとも、だからといってまったく問題が起こっていないというわけではありません。じっさい、私が主宰する「がん哲学外来」にも、ときとして、そうした悩みを抱えてやって来られる人もいます。

たとえば最近では、病気で休養するため、会社に提出する診断書をもらいに病院に行ったところ、担当の看護師さんから嫌味をいわれてショックを受けたという人がいました。くわしく話を聞くと何のことはない。診断書を手渡す際に、その看護師さんは「ゆっくり休養なさってくださいね」と、いっただけでした。ところがその人は、その言葉を「重い病気なのだから、ゆっくり休まないと治りませんよ」と、脅かされたように感じたというのです。

これは率直にいって、患者さんの側に問題があるように思います。

その患者さんは、まだしっかりと自らの病気に向かい合っていないのでしょう。そのためにうまく病気と折り合えず、その結果、看護師さんが親切心から投げかけた言葉が、その人の心に痛烈に突き刺さってしまっているのです。もちろん。R・Sさんのケースでも状況は変わりません。

斜に構えるとうまくいかない

R・Sさんの例でいうと、会社内での人間関係も同じでしょう。

会社の上司や同僚は、純粋にR・Sさんを心配してねぎらいの言葉をかけてくれている。彼らの言葉に嘘があるとは思えません。上司や同僚たちは、R・Sさんに無理はしてほしくない。病気から100パーセント回復した後に、また以前と同じように一緒に働きたいと願っているのです。

ところが、当のR・Sさんは、真摯な気持ちで病気と向かい合っていないために彼らの言葉にうっとうしさを感じているのです。

そして、自分でも気づかないうちに、素直さや感謝の気持ちを忘れ去り、ものごとを斜に構えて捉えるようになっている。これでは、R・Sさんが思っているように、体調が万全であったとしても、仕事はうまくいかないでしょう。仕事がどうこうという前に、R・Sさんは疑心暗鬼の状態のまま疲れ果て、立ち往生することになるでしょう。

わだかまりを捨て、真摯に病気の意味を考える

当然のことですが、R・Sさんがこれから健やかな日々を送っていくには、病院の医師や看護師、それに会社の上司や同僚たちと円滑な人間関係を築いていく必要があります。そのためにR・Sさんは何を心がければいいのでしょうか。

それはすでに述べたように、今、一度、虚心坦懐に病気に向き合うことです。そうすると、必ず見えてくるものがあるはずです。

R・Sさんは自分では、病気になったことは仕方ないと割り切っていると思っています。しかし本当にそうでしょうか。私はそうではないように思います。

心の奥底では、「煙草も吸わず、何の自覚症状もない自分が、なぜ、がんと診

断されなくてはいけないのか」――そんな病気を理不尽に思う気持ちがまだ、心のどこかに残っているのではないでしょうか。そのわだかまりが何気ない言葉への過敏な反応につながっているように私には思えてなりません。

そうした状況から脱出するためにも今一度、病気と真摯に向かい合うことが大切でしょう。そうして自分自身にとって、病気になったことが何を意味しているかを考えてみるのです。そうすれば周囲の人たちの気遣いや優しさに気づかされ、そのことに感謝する気持ちが湧き上がってくるでしょう。

そうなればしめたもの。周囲の人たちの気遣いの言葉に「ありがとう」のひとことが自然に出てくるようになるはずです。

要は自分が変われば、相手の対応も違って見えるということです。その結果、その人との関係も快適で円滑に変わっていく。自分の顔を変えれば、世界も変わっていくということです。周囲の人たちとの幸福な関係を築くために今一度、病気としっかりと向き合っていただきたいと思います。

どうして自分はがんになったのだろう?
運命を理不尽に思う気持ちを捨てれば、
「ありがとう」と素直に言える自分が見つかる。

本書はエビデンス社刊、月刊『がんサポート』2013年12月号から2015年11月号に連載された「がん哲学外来」に加筆し書籍化したものです。

【著者】
樋野興夫　（ひの・おきお）
1954年、島根県生まれ。医学博士、順天堂大学医学部病理・腫瘍学講座教授、一般社団法人がん哲学外来理事長。米国アインシュタイン医科大学肝臓研究センター、米国フォクスチェースがんセンター、癌研究会・癌研究所実験病理部部長を経て現職。2008年、「がん哲学外来」を開設。がんで不安を抱えた患者と家族を対話を通して支援する予約制・無料の個人面談を行うなど、医療現場と患者の間にある「隙間」を埋める活動を続けている。肝がん、腎がんの研究での功績が認められ日本癌学会奨励賞、高松宮妃癌研究基金学術賞などを受賞している。著書に『いい覚悟で生きる』（小学館）、『明日この世を去るとしても、今日の花に水をあげなさい』（幻冬舎）などがある。

見上げれば、必ずどこかに青空が　今日を生きるいのちの言葉

2015年12月11日　第１刷発行

著　者　樋野興夫
発行者　唐津　隆
発行所　株式会社ビジネス社
〒162－0805　東京都新宿区矢来町114番地　神楽坂高橋ビル5F
電話　03－5227－1602　FAX 03－5227－1603
URL　http://www.business-sha.co.jp/

〈編集協力〉常蔭純一　〈カバーデザイン〉中村　聡
〈本文組版〉エムアンドケイ　〈印刷・製本〉モリモト印刷株式会社
〈編集担当〉岩谷健一　〈営業担当〉山口健志

© Okio Hino 2015 Printed in Japan
乱丁・落丁本はお取り替えいたします。
ISBN978-4-8284-1855-1